Petra Meibert

Der Weg aus dem Grübelkarussell

Petra Meibert

Der Weg aus dem Grübelkarussell

Achtsamkeitstraining bei Depression, Ängsten und negativen Selbstgesprächen
Das MBCT-Buch

Mit einem Vorwort von Johannes Michalak, Thomas Heidenreich und Mark Williams

Kösel

HINWEIS

Wir möchten Sie darauf hinweisen, dass keine der Informationen in diesem Buch als Ersatz für eine persönliche Diagnose oder eine praktische Behandlung zu verstehen ist. Depressionen oder starke Ängste stellen bei entsprechender Ausprägung behandlungsbedürftige Krankheiten bzw. Störungen dar. Deshalb möchten wir Ihnen raten, sich mit Ihrem Haus- oder Facharzt bzw. Psychotherapeuten in Verbindung zu setzen, um mögliche Behandlungsoptionen zu besprechen.

Es ist uns wichtig, dass Sie wissen, dass das Lesen dieses Buches keine Psychotherapie oder die Einnahme von Medikamenten ersetzt. Auch ist es in keinem Fall ratsam, aufgrund einer Aussage, die Sie in diesem Buch gelesen haben, professionelle Ratschläge zu missachten, deren Einholung zu verzögern oder eine Behandlung oder die Einnahme eines Medikaments abzubrechen, ohne zuerst Ihren Arzt oder Therapeuten zu befragen. Wenn Sie in ärztlicher oder therapeutischer Behandlung sind, würden wir empfehlen, dass Sie Ihr Interesse an der Achtsamkeitspraxis oder MBCT dort ansprechen.

Eine Haftung vonseiten der Autorin oder des Verlags ist ausgeschlossen.

MIX
Papier aus verantwortungsvollen Quellen
FSC www.fsc.org
FSC® C013736

Verlagsgruppe Random House FSC® N001967
Das für dieses Buch verwendete FSC®-zertifizierte Papier *Condat matt Périgord* liefert Condat, Le Lardin Saint-Lazare, Frankreich.

2. Auflage 2014

Umschlag: Fuchs Design
Umschlagmotiv: plainpicture/Anja Bäcker
Druck und Bindung: Kösel, Krugzell
Printed in Germany
ISBN 978-3-466-30999-3

Weitere Informationen zu diesem Buch und unserem gesamten lieferbaren Programm finden Sie unter www.koesel.de

It is not a miracle to walk on water.
It is a miracle to walk on this earth.

Es ist nicht so sehr ein Wunder, über Wasser zu gehen.
Es ist ein Wunder, auf dieser Erde zu gehen.

THICH NHAT HANH

Inhalt

Vorwort

Zustände der Niedergeschlagenheit, des Zweifels, von Grübeln und Ängsten kennen die meisten von uns. Sie gehören zur *Conditio humana*, also zu unserem Schicksal als Menschen. In schwierigen Phasen unseres Lebens können diese Zustände auch länger andauern und uns über eine gewisse Zeit häufige Begleiter sein. Bei manchen von uns gewinnen diese Zustände aber eine solche Macht, dass daraus ein Gefühl des Abgeschnittenseins von unserer Umgebung, unseren Mitmenschen und sogar von unserem Inneren entsteht. Dann ist aus dem Grübeln das Grübelkarussell geworden, aus dem ein Ausstieg nur schwer möglich ist. Die negativen Gedanken kreisen um die Fehler und Schwächen der eigenen Person, um das, was im Leben nicht gut läuft oder gelaufen ist, und um eine Zukunft, die hoffnungslos, düster oder bedrohlich erscheint. Der gegenwärtige Moment, der einzige, der wirklich real ist (denn die Vergangenheit ist *nicht mehr* und die Zukunft ist *noch nicht*), verschwimmt gleichsam im Grübeln und in den Sorgen. Ein wirklich lebendiger Kontakt zu dem, was gerade im Hier und Jetzt da ist, findet nicht mehr statt. Sind wir in das Grübelkarussell eingestiegen, leben wir gleichsam in unseren Gedanken statt in der lebendigen Wirklichkeit des gegenwärtigen Augenblicks.

In dem vorliegenden Buch stellt Petra Meibert mit der Achtsamkeitsbasierten Kognitiven Therapie einen Weg vor, der genau an dieser Stelle ansetzt. Sie möchte Menschen mit einer Depressionserfahrung oder ähnlichen Schwierigkeiten dabei unterstützen, aus ihrem mentalen Gefängnis auszusteigen und wieder mit der lebendigen Wirklichkeit jedes Augenblicks in Kontakt zu treten. Dieser Ansatz basiert auf geduldiger Übung in Achtsamkeit. Übende lernen, das Gedankenkreisen zu erkennen und in das Hier und Jetzt zurückzukehren – und das mit einer Haltung, die von Mitgefühl mit den sich daraus ergebenden Herausforderungen geprägt ist.

Dabei handelt es sich um einen Therapieansatz, der von internationalen Experten im Bereich der Depressionsforschung entwickelt wurde und der sich in einer Reihe von aufwendigen wissenschaftlichen Studien als wirksam für die Prävention von depressiven Rückfällen erwiesen hat. Die Leserinnen und Leser dieses Buches können sich also auf die wissenschaftliche Fundiertheit dieses Therapieansatzes verlassen. Darüber hinaus zeichnet sich dieses Buch dadurch aus, dass mit Petra Meibert eine der führenden Expertinnen in der Anwendung von Achtsamkeitsbasierter Kognitiver Therapie die Verfasserin ist, die aus ihrer reichhaltigen Erfahrung mit der Durchführung dieser Therapieform schöpfen kann.

Wir wünschen Ihnen, dass Sie von der Lektüre und von der Anwendung der Inhalte in Ihrem Leben und bei der Bewältigung Ihrer Schwierigkeiten profitieren können.

Schließen möchten wir dieses Vorwort mit einem Hinweis: Auch wenn dieser Ansatz wissenschaftlich überprüft ist und wenn eine der führenden Expertinnen der Anwendung von Achtsamkeit bei Depression dieses Buch geschrieben hat – die entscheidende Expertin bzw. der entscheidende Experte für Achtsamkeit in Ihrem Leben sind Sie selbst! Also prüfen Sie das in diesem Buch Angebotene anhand Ihrer eigenen Erfahrung. Wenn Sie möchten und wenn es Ihnen sinnvoll erscheint, dann geben Sie Achtsamkeit eine Chance und lassen sich auf die Übungen, die in diesem Buch beschrieben sind, ein. Dann schauen Sie mit möglichst großer innerer Offenheit, wie diese Übungen in Ihrer speziellen Situation wirken. Aber vielleicht ist das Üben von Achtsamkeit oder das Üben von Achtsamkeit in der hier beschriebenen Form in Ihrer aktuellen Lebenssituation kein Weg, der Sie innerlich anzieht. Auch das ist in Ordnung – vielleicht kommen Sie später einmal hierauf zurück oder vielleicht eröffnet sich für Sie ein anderer Weg aus dem Grübelkarussell. Daher: Nutzen Sie dieses Buch in innerer Offenheit und Freiheit!

Johannes Michalak, Thomas Heidenreich und Mark Williams

Johannes Michalak ist Professor für Klinische Psychologie an der Universität Hildesheim, Psychologischer Psychotherapeut und Supervisor.

Thomas Heidenreich ist Professor für Psychologie an der Hochschule Esslingen, Psychologischer Psychotherapeut und Supervisor. Gemeinsam sind sie Autoren und Herausgeber verschiedener Bücher und wissenschaftlicher Artikel zu Achtsamkeit und Akzeptanz in der Psychotherapie.

Mark Williams ist Professor für Klinische Psychologie an der Universität Oxford. Er ist Mitbegründer der Therapieform Achtsamkeitsbasierte Kognitive Therapie (MBCT) und Co-Autor von *Der achtsame Weg durch die Depression.*

1 Wie Sie dieses Buch nutzen können

Jede Reise beginnt mit dem ersten Schritt.

LAOTZE

Ich habe dieses Buch geschrieben, weil ich davon überzeugt bin, dass der Weg der Achtsamkeit vielen Menschen helfen kann. Besonders wenn Sie unter depressiven Stimmungsschwankungen, Ängsten, starker Grübelneigung oder negativen Selbstgesprächen leiden, kann Achtsamkeit eine Möglichkeit sein, sich aus diesem Leid aus eigener Kraft zu befreien. Möge dieses Buch Ihnen neue Wege eröffnen, möge es helfen, das Leiden auf dieser Erde zu lindern.

Für wen dieses Buch gedacht ist

Wenn Sie zu diesem Buch gegriffen haben, dann vermutlich, weil Sie sich aus irgendeinem persönlichen Grund für das Thema Depressionen und Ängste interessieren.

Vielleicht leiden Sie aktuell selbst unter einer Depression oder Sie haben in der Vergangenheit eine depressive Phase durchlebt oder sogar mehrere. Vielleicht leidet ein Angehöriger oder ein Mensch, der Ihnen nahesteht, unter einer Depression. Oder Sie haben eine familiäre Vorbelastung und wollen vorbeugend etwas lesen oder auch tun.

Möglicherweise leiden Sie aber auch nicht direkt unter einer Depression, wohl aber unter einer der Depression verwandten Problematik – beispielsweise unter unspezifischen Ängsten oder immer wiederkehrenden, negativen Gedanken bzw. zwanghaften Gedanken oder unter starken Stimmungsschwankungen, einer ausgeprägten Grübelneigung oder chronischer Unzufriedenheit.

Vielleicht interessieren Sie sich speziell für ein achtsamkeitsbasiertes Verfahren und möchten an einem Kurs teilnehmen, sind sich aber noch nicht sicher, ob dies das Richtige für Sie ist. Sie haben in einer stationären oder ambulanten Therapie von Achtsamkeit gehört oder einige Übungen kennengelernt und möchten diese nun vertiefen.

Oder Sie sind beruflich am Thema De-

POSITIVE AUSWIRKUNGEN VON ACHTSAMKEIT BEI DEPRESSION, ÄNGSTEN UND NEGATIVEN SELBSTGESPRÄCHEN

Hier lesen Sie einige Berichte von ehemaligen Teilnehmern, die ihre Erfahrungen während oder nach einem MBCT-Kurs beschreiben.

› »Ich bin allgemein ruhiger geworden, zumindest höre ich das oft von meinen Freunden. Ich bin achtsamer mit mir und anderen Menschen und bewerte mich und andere heute weniger.«
› »Ich erkenne heute Gedanken und Gefühle, bevor sie mich in Hochspannung treiben. So kann ich frühzeitiger handeln. Wenn mir das Handeln auch nicht immer gelingt, so weiß ich aber doch besser, was mein Bedürfnis ist.«
› »Ganz wichtig ist für mich, dass ich Selbstabwertungen erkenne. Ich bin mir immer häufiger darüber bewusst, wenn die negative Gedankenspirale anfängt, und ich kann sie durch das Erkennen eigentlich schon stoppen.«
› »Ich habe durch die Übung der Achtsamkeit sogar Geduld gelernt.«
› »Ich kann gut zu mir sein, mich besser annehmen, so wie ich bin, und zu dem, was ich gerade brauche, stehen.«
› »Ich spüre immer wieder ein Verlangen, kurze Übungen zu machen. Dahinter verbirgt sich das Bedürfnis, immer mal wieder zu mir zu kommen, wenn auch nur kurz. Vor dem MBCT-Kurs hatte ich das nicht. Im Gegenteil, früher wollte ich eigentlich nur weg von mir, weil ich mich ja nicht aushalten konnte.«
› »Der Kurs und die Übungen waren sicher zu einem großen Teil dafür verantwortlich, dass mein Leben heute angenehmer ist und ich mir und anderen Menschen wohlwollender entgegentreten kann.«
› »Tatsächlich habe ich den ›mittleren Weg‹ schätzen gelernt. Ich habe festgestellt, dass es mir guttut, neben Entweder-oder bzw. Schwarz-weiß noch weitere Optionen kennen und leben zu

pression und neue Behandlungsmethoden interessiert.

Aus welchem Grund auch immer Sie dieses Buch in die Hand genommen haben, ich hoffe, es wird Ihnen neue Perspektiven aufzeigen und Handlungsimpulse eröffnen, die Ihnen helfen, mit dem, was Ihnen Probleme bereitet, besser zurechtzukommen. Sofern Sie selbst betroffen sind, wünsche ich Ihnen, dass dieses Buch für Sie ein hilfreicher Begleiter auf dem Weg aus Ihren Schwierigkeiten wird.

können. Für mich ist das ein Zugewinn an Freiheit.«

- »Ich habe mich seit Jahren wieder einmal ernst genommen gefühlt, hab die Depression richtig verstanden und die Rückfälle nachvollziehen können.«
- »Die Praxis der Achtsamkeit hat mich in ein Lebensgefühl gebracht, das ich schon einmal in jungen Jahren gelebt und praktiziert habe. Ich bin dankbar, dass mir die Notbremse gezogen wurde und ich nun – allerdings mit viel Geduld – täglich übe, mich verändere und immer wieder aus dem Hamsterrad aussteige.«
- »Ich habe in der Stille wieder zum Glauben gefunden und ich spüre mich einfach mehr, kann meine Schmerzen differenzieren und mir ist klar: Ich muss dranbleiben. Es gibt kein Ende und ich kann mich nicht zurücklehnen. Das möchte ich auch nicht mehr.«

Aufbau des Buches

Dieses Buch ist eine Einführung in die MBCT-Methode, zu deutsch: achtsamkeitsbasierte kognitive Therapie. Die Abkürzung der englischen Bezeichnung für »Mindfulness-Based Cognitive Therapy« (MBCT) hat sich auch hierzulande durchgesetzt.

Sie finden auf den folgenden Seiten einen fundierten und dennoch leicht lesbaren Überblick über die Hintergründe von MBCT und ihre Anwendungsmöglichkeiten bei Depressionen, Ängsten und negativen Selbstgesprächen inklusive der wissenschaftlichen Forschungsergebnisse. Wenn Sie daran nicht interessiert sind, können Sie dieses Kapitel auch getrost überspringen.

Im Kern zeigt Ihnen das Buch, warum der Weg der Achtsamkeit bei einer Depression und verwandten Schwierigkeiten so nützlich ist. Es stellt die grundlegenden Achtsamkeitsübungen vor und gibt Ihnen Anleitungen für das Üben zu Hause sowie Anregungen, wie Sie die Haltung der Achtsamkeit in das tägliche Leben integrieren können. Im letzten Teil stelle ich Ihnen dann den Aufbau und den Inhalt der einzelnen Kurseinheiten vor, so wie er üblicherweise in einem achtwöchigen Kurs unterrichtet wird.

Schon früh möchte ich Sie während des Lesens einladen, mit einfachen Achtsamkeitsübungen anzufangen, denn dies ist das Herz dieser Selbsthilfemethode: die eigene Erfahrung. Noch niemals hat jemand Klavier spielen gelernt nur dadurch, dass er ein Buch darüber gelesen hat. Hierzu bedarf es, dass man sich schließlich an das Instrument setzt und es ausprobiert und übt. So ist im übertragenen Sinne bei der Übung der Achtsamkeit der Geist, Ihr eigenes Bewusstsein, das Instrument, das Sie kennenlernen und mit dem Sie üben werden. Achtsamkeitsübungen sind Übungen der Geistesschulung, und wir werden Schritt für Schritt im Verlaufe des Buches sehen, wie die Schulung des Geistes und das Verstehen seiner Strukturen uns helfen kann, insbesondere in schwierigen Zeiten unseres Lebens bei uns selbst zu bleiben und nicht in grüblerischen Gedanken, Sorgen, Ängsten und depressiven Stimmungen zu versinken. Ich hoffe, ich kann Ihnen zeigen, warum die Bewusstheit, die durch Achtsamkeit entsteht, insbesondere für Menschen mit Depressionen, Ängsten und automatisierten, negativen Gedankenstrukturen eine präventive Wirkung hat. So kann ein Rückfall vermieden werden, wenn die akute Phase überwunden ist.

An der Tatsache, dass Schwierigkeiten, Krankheiten, Verlusterfahrungen oder andere Verletzungen im Leben auftreten, können wir nichts ändern. Wie wir jedoch diesen Widrigkeiten des Lebens und uns selbst in der jeweiligen Situation begegnen, das macht den entscheidenden Unterschied. Einen alternativen Umgang mit Leid und Schmerz im Leben kann man durch Achtsamkeit erlernen. Dieser besteht darin, die automatisierten Reaktionsweisen sowohl auf gedanklicher als auch auf emotionaler Ebene zu erkennen und bewusst daraus auszusteigen.

Wenn Sie sich von den Prinzipien und Übungen in diesem Buch angesprochen fühlen, dann probieren Sie sie aus. Sie können sich die Übungsanleitungen zunächst durchlesen und sie dann praktizieren. Sie können sie sich auch vorlesen lassen. Achten Sie, wenn Sie die Übungen ausführen, auf Ihre Grenzen, und seien Sie freundlich mit sich. Wenn Ihnen eine Übung unangenehm ist oder etwas auslöst, was Sie nicht möchten, dann fahren Sie nicht damit fort. Zwingen Sie sich nicht dazu, weiterzumachen. Sie können sie zu einem späteren Zeitpunkt noch einmal ausprobieren oder Sie entscheiden sich für eine andere Übungsform.

Wichtig ist, dass Sie Ihren eigenen Weg finden.

DIE FÜNF ZIELE DIESES BUCHES

- Ich möchte zeigen, wie Achtsamkeit helfen kann, auf eine gesündere Weise mit negativen Stimmungen, Gedanken und Gefühlen umzugehen und aus Grübelkreisläufen auszusteigen.
- Ich möchte gut verständlich vorstellen, was man über Depressionen und das hohe Rückfallrisiko wissen sollte.
- Sie können die Hauptelemente des MBCT-Programmes kennenlernen, das in der Regel einen achtwöchigen Kurs mit wöchentlichen Treffen von zweieinhalb bis drei Stunden umfasst.
- Ich möchte Ihnen praktische Anregungen geben und konkrete Anleitungen vorstellen, wie einige der Übungen, die MBCT ausmachen, praktiziert werden können.
- Und ich möchte Sie einladen, mit dem Üben der Haltung der Achtsamkeit mitten im Leben zu beginnen.

Danksagung

Ohne die Unterstützung, die Geduld und das kritische Feedback vieler unterschiedlicher Kolleginnen und Kollegen, aber auch Freundinnen und Freunden hätte ich dieses Buch nicht schreiben können. Und ebenso ist die Inspiration, die ich durch meine Ausbildungen, meine Meditationsschulung und die Erfahrungen während des Leitens von MBCT-Kursen erhalten habe, in dieses Buch mit eingeflossen.

So möchte ich an dieser Stelle zunächst meinen Dank aussprechen an meine Lehrer und Lehrerinnen, von denen ich die Praxis der Meditation lernen und mit deren Hilfe ich die Hintergründe und praktischen sowie philosophischen Aspekte des Wie und Warum ergründen durfte. Ich danke Tarab Tulku Rinpoche und Don Alexander als meine Haupt-Meditationslehrer stellvertretend für viele andere, bei denen ich Erfahrungen in der Meditation machen durfte.

Besondere Anerkennung gebührt dem Engagement und dem Pioniergeist von Jon Kabat-Zinn, Mark Williams, Zindal Segal und John Teasdale, die die Praxis der Achtsamkeit durch die Entwicklung der MBSR- und MBCT-Programme vielen Menschen zugänglich gemacht haben.

Und an dieser Stelle auch Dank an Johannes Michalak und Thomas Heidenreich, die insbesondere durch ihre Forschungsarbeiten und Fachartikel maßgeblich dazu beigetragen haben, dass MBCT in Deutschland auch in Fachkreisen immer mehr Anerkennung genießt.

Ein besonders großes Dankeschön möchte ich meinem Mann Jörg Meibert aussprechen, der mich mit viel Geduld und Wärme beim Schreiben begleitet und das Buch durch wertvolle Anregungen bereichert hat, die aus seiner eigenen Erfahrung mit dem Leiten von MBCT-Kursen resultieren. Auch haben einige KollegInnen das Buch kritisch gelesen, hierfür danke ich Günter Hudasch, Sagra Hannich, Hilde Steinhauser, Maria-Theresia Gerke-Danberg und Sabine Weidenfeller. An sie noch einen besonderen Dank für die Unterstützung bei der Zusammenstellung der wissenschaftlichen Daten und Fakten.

Ich möchte zudem Linda Lehrhaupt und dem gesamten Institutsteam meinen Dank dafür aussprechen, dass sie mir in den Zeiten des intensiven Schreibens den Rücken freigehalten haben und für die gute Zusammenarbeit in all den Jahren.

Meinen besonderen Dank richte ich an Heike Mayer vom Kösel-Verlag für die gute Zusammenarbeit, die inspirierende sowie zugleich kompetente Begleitung und Unterstützung und das Vertrauen, das sie in mich gesetzt hat.

Zu guter Letzt danke ich allen Teilnehmern und Teilnehmerinnen meiner MBCT-Kurse für die Offenheit und das Engagement, das sie in einen neuen Weg investiert haben, ohne anfangs genau zu wissen, wohin er sie führen wird. Ich verneige mich vor ihrem Mut und danke ihnen für all das, was ich von ihnen lernen durfte, und für all die Erfahrungsberichte, die dieses Buch lebendig machen.*

* Um die Inhalte und die Möglichkeiten, die den MBCT-Kurs ausmachen, anschaulich zu vermitteln, gebe ich in den einzelnen Kapiteln immer wieder Erfahrungen wieder, von denen die Teilnehmerinnen unserer Kurse mir oder meinen Kollegen berichtet haben. Diese Erfahrungsberichte entstammen teilweise schriftlichem Feedback, teilweise auch meiner freien Erinnerung. Um die Anonymität zu wahren, wurden Namen und persönliche Details geändert.
Und noch eine Anmerkung zur sprachlichen Gestaltung: Um eine angenehme und flüssige Lesbarkeit des Textes zu gewährleisten und zugleich beide Geschlechter anzusprechen, werden die weibliche und männliche Form (z. B. Teilnehmerinnen/Teilnehmer oder Kursleiterin/Kursleiter) in lockerer Form abgewechselt. Es sind immer sowohl Männer als auch Frauen gemeint.

2 Das Grübelkarussell und die Möglichkeit, daraus auszusteigen

Solange Sie atmen, ist mit Ihnen mehr richtig als falsch.

JON KABAT-ZINN

Wenn Sie unter depressiven Stimmungsschwankungen, starken Ängsten, negativen Selbstgesprächen oder Grübelattacken leiden, dann kennen Sie vielleicht dieses grundlegende Gefühl, dass mit Ihnen etwas nicht in Ordnung ist. Sie kennen die Zeiten in Ihrem Leben, in denen Sie den Eindruck haben, dass nichts wirklich gelingt. Dass sich dies auf Ihr gesamtes Leben bezieht. Und dass das schon immer so war. Schnell können Sie dann zu der Schlussfolgerung kommen, dass dies auch so bleiben wird und dass deshalb mit Ihnen etwas falsch sein muss.

Die Alltagserfahrung beschränkt sich in Phasen mit niedergedrückter Stimmung und vorherrschenden Ängsten und Sorgen oft auf diese negative Sichtweise und es ist kein Platz für Freude, Kreativität oder Zuversicht. Man sieht nicht mehr das ganze Spektrum des Lebens, sondern versinkt vielmehr in Grübelattacken und fühlt sich von der Welt abgeschnitten. Gleichzeitig ist man darum bemüht, geheim zu halten, wie schlecht es einem geht. Man funktioniert im Alltag, so gut es geht, was sehr viel Kraft kostet, und lässt sich nichts anmerken.

Depressive Verstimmungen und starke Ängste oder gar eine tiefe Depression zu erleben, sind für einen Menschen schwerwiegende und sehr beeinträchtigende Erfahrungen. Oft sind diese Probleme mit Schuld- und Schamgefühlen verbunden und sie bringen eine Schwere mit sich, die von dem tiefen und verständlichen Wunsch bestimmt wird, diese Erfahrung so schnell wie möglich hinter sich zu lassen.

Brigitte beschrieb ihren Zustand in der depressiven Phase folgendermaßen:

» Ich fühlte mich so niedergeschlagen und nutzlos und wenn ich morgens aufwachte, war ich immer noch müde. Sofort setzten die negativen Gedanken ein, die alles hinterfragten, besonders aber mich selbst. Diese unerträglichen Gefühle und Gedankenkreise loszuwerden, war mein größter Wunsch, aber alles, was ich versuchte, führte mich nur noch mehr ins Elend meiner Depression hinein. Natürlich habe ich mich dann zusammengerissen und bin schließlich aufgestanden. Ich wollte nicht, dass meine Familie etwas merkt und auch noch unter mir leidet. Pflichtbewusst habe ich mich durch den Tag gequält, aber nichts hat mir wirklich Spaß gemacht. Meine Depression hatte die Begleiterscheinung, dass ich neben einem ständigen Erschöpfungsgefühl auch geistig recht eingeschränkt war. Meine Aufnahmefähigkeit war ziemlich begrenzt, und deshalb gab es oft Missverständnisse und Streit mit meiner Familie, was dann dazu führte, dass ich mich noch unzulänglicher und schlechter fühlte. Meine negativen Gedanken wurden angeheizt, und ich durchdachte alles bis zur völligen Erschöpfung. Die Ursache für meine Probleme habe ich so aber nicht herausgefunden. Und wenn ich eine Idee dazu hatte, dann habe ich diese auch gleich wieder angezweifelt. «

»Was stimmt bloß nicht mit mir?«

Jeder von uns würde, käme er in eine solche Situation, alles tun, um sie so schnell wie möglich wieder loszuwerden. Gleichzeitig ist dies nicht so einfach. Wenn Sie schon einmal eine depressive Phase oder Zeiten, die von Angst und Grübelattacken bestimmt waren, durchlebt haben, wissen Sie, wie tief die Hoffnungslosigkeitsgefühle, die Lustlosigkeit, die quälenden Ängste und die Unzufriedenheit gehen können und wie schwer es ist, sich daraus zu befreien. Irgendwie scheint diese Stimmung ein Eigenleben zu führen, und auch wenn man sich von einer Phase der Depression wieder erholt hat, bleibt ein großes Risiko, dass sie zurückkommt – auch nach Monaten, in denen man sich bereits besser fühlt. Je häufiger ein Betroffener solche Phasen depressiver Stimmung erlebt, desto größer ist die Wahrscheinlichkeit, dass sich der gesamte Prozess verselbstständigt und man wie automatisch in den nächsten negativen Sog hineingezogen wird. Ist zu Beginn der ersten depressiven Phase vielleicht noch ein erkennbarer Auslöser auszumachen, so wird dieser von Mal zu Mal immer weniger erkennbar. Wie z.B. bei Klaus, der im Vorgespräch für einen MBCT-Kurs berichtete: »Ich wachte morgens auf und mir ging es schlecht. Ich weiß nicht, was passiert ist, aber ich wusste genau: Jetzt geht es wieder los. Es ist genau wie beim letzten Mal, ich kann nichts dagegen tun. Und auf einmal fühlte sich alles grau und aussichtslos an. Ich wusste, ich habe wieder eine Depression.«

Wenn Sie anfangen, darüber nachzudenken, warum Sie sich ausgerechnet jetzt wieder so schlecht fühlen, dann landen Sie automatisch recht schnell bei der Frage, was mit Ihnen nicht in Ordnung ist, dass es Ihnen einfach nicht gelingt, glücklich und mit dem zufrieden zu sein, was Sie haben. Die Gedankenschleifen, die dann beginnen, sind wie das Ringen von jemandem, der in einen schlammigen Morast gefallen ist und mit jedem verzweifelten Versuch, sich zu befreien, nur noch tiefer in dem Sumpf versinkt.

Wenn dieses Ringen nicht hilfreich ist, was kann dann sinnvoll sein?

Dem Geschehen nicht länger hilflos ausgeliefert

Ich möchte Ihnen einen neuen Weg des Umgangs mit Depression, Ängsten und Grübelattacken vorstellen, der auf aktuellen wissenschaftlichen Erkenntnissen beruht (einen Überblick finden Sie in Kapitel 3) und der Ihnen helfen kann, aus diesen Kreisläufen auszusteigen und zu verstehen, dass mit Ihnen *mehr in Ordnung ist als falsch*. Einen Weg, der Sie unterstützt, innezuhalten und die verzweifelten Lösungsversuche, die zwar aus einer guten Motivation stammen, jedoch offenbar nicht zum gewünschten Ziel führen, zu hinterfragen. Es ist der Weg der Achtsamkeit, ein Ansatz, der uns auf praktische Weise zeigt und lehrt, wie wir mit Wachheit, Akzeptanz und Freundlichkeit uns selbst und unserer Erfahrung gegenüber lernen können, depressive Stimmungen, Ängste und Sorgen abzumildern. Dadurch leiden wir nicht mehr so sehr unter ihnen und können einen Rückfall in eine erneute Depression gegebenenfalls verhindern.

Dieser Weg der Achtsamkeit lässt uns eine andere Perspektive auf unsere Probleme erleben. Er unterstützt uns, eine Haltung der Hinwendung zu dem Schwierigen in unserem Leben zu entwickeln, eine Art von Neugier und Mitgefühl uns selbst und der eigenen Erfahrung gegenüber: eine Haltung, die uns hilft, besser zu verstehen, was gerade in unserem Leben vor sich geht.

Dieses Verstehen findet aber nicht auf der gedanklichen Ebene statt. Es kommt nicht aus dem Kopf, sondern aus dem Herzen. Wir finden auf der Sinnes- und Körperebene Zugang zu einer *Weisheit* in uns, die vielleicht lange verschüttet war und die wir wieder neu entdecken können. So schildern es viele Teilnehmer in unseren Kursen: »Achtsamkeit zu praktizieren ist wie nach Hause zu kommen, es ist, wie wenn ich einem alten Freund begegne, den ich schon sehr lange nicht mehr gesehen habe. Es macht mich glücklich und frei, auch mit all den Schwierigkeiten im Leben, die ja dadurch nicht weg sind.«

Diesen Weg zu gehen ist nicht einfach, er erfordert Mut und Umdenken und lädt ein, etwas Neues, Ungewohntes zu tun. Doch wenn wir uns öffnen können, ermöglicht er uns, nach und nach die Angst vor dem, was in uns vor sich geht, zu verringern. Wir können erfahren, dass wir dem Geschehen nicht hilflos ausgeliefert sind, sondern etwas tun können, um dem depressiven Aufschaukelungsprozess, den Grübelattacken und Angstanfällen entgegenzuwirken. Die schlechte Stimmung mag sich durch Achtsamkeit nicht gleich ins Gegenteil verkehren, doch wir fügen dem Schwierigen, was wir gerade erleben, nicht noch mehr Leid hinzu, indem wir uns dafür verurteilen, uns schlecht machen oder bemitleiden. Stattdessen können wir uns darin üben, innezuhalten und uns selbst und unsere Befindlichkeit (wieder) ernst zu nehmen. Durch die Praxis der Achtsamkeit lernen wir, uns mit uns und unserem Leben neu zu verbinden und die Herausforderungen, und seien sie noch so groß, anzunehmen, anstatt in der Depression zu versinken. Diese Haltung des Annehmens macht uns stärker. Es ist möglich zu erkennen, dass wir das innere Erleben selbst steuern können. Diese Erfahrung kann eine große Befreiung sein.

Diesen Weg der Achtsamkeit kann man strukturiert in dem Acht-Wochen-MBCT-Programm erlernen. Der Kurs bietet Anregungen, wie man aus Grübelattacken aussteigen und Rückfälle verhindern kann, indem man Stimmungsveränderungen frühzeitig wahrnimmt. So können Sie mit anderen Menschen, die unter ähnlichen Problemen zu leiden haben wie Sie, und einem qualifizierten Trainer die Praxis der Achtsamkeit unter Anleitung erlernen und vertiefen. Wenn Sie das Gefühl haben, dass Ihnen dieser Weg zusagt und Sie ihn vertiefen möchten, dann empfehle ich Ihnen, sich einen MBCT-Lehrer oder eine MBCT-Lehrerin und einen Kurs zu suchen (vgl. Anhang). Der Austausch mit anderen und die persönliche Unterstützung sind von unschätzbarem Wert und können Ihnen noch einmal ganz andere Möglichkeiten eröffnen als das Lesen dieses Buches und das Üben allein zu Hause.

Beweggründe, an einem Kurs teilzunehmen

Eines ist Menschen, die sich für einen MBCT-Kurs anmelden wollen, gemeinsam: das Gefühl, dass sie unter einem hohen Druck stehen, es richtig machen zu müssen. Gleichzeitig sind da Unzulänglichkeitsgefühle, die Angst, den eigenen und den Ansprüchen anderer letztlich doch nicht genügen zu können, und wiederkehrende starke Selbstzweifel. All dies führt nicht selten zu Erschöpfungsgefühlen und Lebensüberdruss.

Vielleicht können Sie aus bestimmten Gründen gerade nicht an einem Kurs teilnehmen. Oder Sie fühlen sich zu der Idee hingezogen, die im Buch beschrie-

AUSSAGEN EHEMALIGER TEILNEHMERINNEN BEZÜGLICH IHRER ERWARTUNGEN AN DEN MBCT-KURS

- »Ich möchte eine aktive Möglichkeit finden, etwas gegen meine Depression zu tun. Bisher habe ich nur Medikamente genommen, ich möchte mich aber nicht mehr so abhängig fühlen.«
- »Ich möchte meine negativen Gedanken besser kontrollieren können und mich nicht mehr so ausgeliefert fühlen. Es fällt mir schwer, mich zu konzentrieren, ich hoffe, das bessert sich durch den Kurs.«
- »Ich habe seit neun Jahren Depressionen und hatte in dieser Zeit sechs Rückfälle. Ich möchte ein freieres Lebensgefühl entwickeln und mich intellektuell mehr steuern können.«
- »Ich möchte wieder normal leben können und nicht immer mit dieser Angst vor einem erneuten Rückfall. Dazu möchte ich wissen, was ich selber tun kann.«
- »Ich möchte lernen, mit den Schmerzen der Fibromyalgie in meinem Alltag besser umzugehen, an meinen Problemen zu arbeiten und mit der Zeit in einen veränderten Lebensrhythmus zu kommen. Ich möchte aber keine Psychotherapie (mehr) machen.«
- »Ich hoffe, dass ich mich durch den Kurs nun nach meiner Depression für den anstehenden Wiedereinstieg in den Beruf ›aufrüsten‹ kann. Im Moment fühle ich mich nach dem Klinikaufenthalt einigermaßen stabil, aber das, was nun vor mir liegt, ängstigt mich schon sehr und ich weiß nicht, wie stabil ich bin.«

benen Achtsamkeitsübungen für sich alleine auszuprobieren, was auch sehr wirkungsvoll ist. Dann können Sie mit dem Üben gleich anfangen. Das praktische Üben von Achtsamkeit und die Umsetzung dessen, was Sie hier an Anregungen bekommen, in Ihrem Alltag – das ist der Schlüssel für eine erfolgreiche Veränderung. Die Haltung der Achtsamkeit kann Sie in jedem Moment Ihres Lebens begleiten und die Qualität Ihrer Erfahrung verändern.

Ich werde Sie im Verlaufe des Buches immer wieder zum Üben von Achtsamkeit einladen. Es gibt verschiedene Formen von Übungen, die jedoch alle die gleiche innere Haltung kultivieren. Diese Haltung hat etwas damit zu tun, sich der Erfahrung des gegenwärtigen Augenblicks offen und interessiert zuzuwenden. Dabei ist der erste Schritt immer, erst einmal innezuhalten und aus der üblichen geistigen Geschäftigkeit auszusteigen.

Wenn Sie mögen, fangen Sie gleich mit einer direkten Erfahrung von Achtsamkeit an. Sie können zunächst die folgende Anleitung lesen, dann das Buch für etwa drei bis fünf Minuten aus der Hand legen und das Innehalten und bewusste Wahrnehmen praktizieren.

Wenn wir auf diese Weise innehalten, können wir den Geist darin trainieren, zu entschleunigen und nicht gleich jeder Idee und jedem Impuls zu folgen. Oder jedem Gedanken Glauben zu schenken, der uns in den Sinn kommt. Dadurch entwickeln wir auf Dauer eine gewisse geistig-emotionale Stabilität. Das kann insbesondere dann sehr hilfreich sein, wenn Angst- oder Stressgedanken sich in den Vordergrund schieben. Das Innehalten und sich auf sich selbst besinnen und auf das, was in uns gerade vor sich geht, bringt uns wieder mehr mit dem Fluss des Lebens in Kontakt und mit der lebendigen Erfahrung des Augenblicks. So können wir eine neue Perspektive auf unsere Schwierigkeiten gewinnen. Und oft hilft es uns auch zu sehen, dass es trotz der Schwierigkeiten auch Schönes in unserem Leben gibt, was vielleicht unter den Problemen begraben schien.

ÜBUNGSANLEITUNG

Innehalten und die gegenwärtige Erfahrung bewusst wahrnehmen

Nachdem Sie gleich das Buch beiseitegelegt haben, können Sie zunächst einmal bewusst die Aufmerksamkeit auf die Körperhaltung lenken, in der Sie sich gerade befinden.
Sitzen Sie, stehen Sie oder liegen Sie?
Vielleicht können Sie spüren, wo Ihr Körper Kontakt hat mit der Unterlage, auf der Sie sich befinden, z. B. dem Stuhl, dem Sofa oder was auch immer es ist.
Möglicherweise nehmen Sie Druck wahr oder andere Kontaktempfindungen?
Vielleicht spüren Sie auch die Schwere des Körpers. Wie fühlt sich der Körper in diesem Moment gerade an?
Vielleicht möchten Sie den Körper begrüßen, willkommen heißen. Eventuell können Sie erkennen, dass es bestimmte Körperteile gibt, die sich entspannt und angenehm anfühlen und andere wiederum eher angespannt und unangenehm.
Schauen Sie, wie weit es Ihnen gelingt, für einige Momente das ganze Spektrum der Körperempfindungen einfach nur wahrzunehmen, ohne gleich etwas verändern zu wollen.
Angenehme Erfahrungen existieren in Ihrem Erleben gleichzeitig neben unangenehmen.
Und sollten Sie einen Impuls spüren, an Stellen, wo sich Anspannung angesammelt hat, ein wenig Entspannung zuzulassen, dann können Sie dies im nächsten Schritt tun.
Vielleicht aber wollen Sie auch alles einfach so lassen, wie es ist.
Wenn Sie noch ein wenig dabei bleiben möchten, dann können Sie sich jetzt auf die einfache Tatsache besinnen, dass Sie gerade atmen.
Spüren Sie für einige Momente bewusst das Kommen und Gehen der Atemzüge und die Bewegung im Körper, die dabei entsteht.
Mag sein, dass Sie die Atembewegung im Brustkorb wahrnehmen.
Oder an der Bauchdecke oder vielleicht an einer anderen Stelle des Körpers.
Wo auch immer Sie den Atem spüren, bleiben Sie, solange Sie mögen, und erleben Sie dabei bewusst die Erfahrung des Atmens und die Körperempfindungen, die Sie dabei wahrnehmen.
Und wenn Sie keine Empfindungen dabei spüren, dann seien Sie sich einfach bewusst, dass Sie atmen. Das ist eine Tatsache, solange Sie leben.
Sie können nun, wenn Sie mögen, den

Fokus noch erweitern und sich fragen: Wie fühle ich mich gerade? Wie geht es mir gerade jetzt?
Mit Achtsamkeit wird es möglich, einfach nur Ihren gegenwärtigen Gefühlszustand wahrzunehmen und anzuerkennen.
Es besteht keine Notwendigkeit, irgendetwas zu verändern, ganz egal, was Sie gerade empfinden, ob angenehm oder unangenehm.
Schauen Sie, ob Sie sich für einige Momente erlauben können, sich selbst so zu lassen, wie Sie gerade sind.
Sie können solange bei diesem Innehalten verweilen, wie Sie mögen und wie es Ihnen guttut. Es kann eine Minute sein, drei Minuten, fünf Minuten oder länger.
Hilfreich ist es, wenn Sie dieses Bemerken und So-Sein-Lassen immer wieder zwischendurch im Alltag praktizieren.

3 Achtsamkeitsbasierte Kognitive Therapie: MBCT (Mindfulness-Based Cognitive Therapy)

Die drei Depressionsforscher Mark Williams, John Teasdale und Zindel Segal suchten in den 90er-Jahren nach Wegen, um das Rückfallrisiko bei depressiven Erkrankungen zu reduzieren, und fanden den Achtsamkeitsansatz des Verhaltensmediziners Jon Kabat-Zinn sehr vielversprechend. Dieser hatte Ende der 70er-Jahre an der Universitätsklinik in Worcester, Massachusetts (USA), ein achtwöchiges Schulungsprogramm zur Stressbewältigung entwickelt: die *Mindfulness-Based Stress Reduction* (MBSR) – zu deutsch Stressbewältigung durch Achtsamkeit. (Für einen Überblick über dieses Achtsamkeitstraining siehe auch Lehrhaupt, Meibert 2010. Alle Literaturhinweise finden Sie am Ende des Buches.)

Ein zentrales Prinzip der Achtsamkeit liegt darin, Gedanken und Gefühle nicht zu verändern, sondern sie mit einer offenen und erforschend-freundlichen Haltung wahrzunehmen, ohne sich gleich von ihnen beeinflussen zu lassen. Mark Williams und seine Kollegen gingen davon aus, dass dieser Ansatz für einen alternativen Umgang mit negativen Stimmungen, Gedanken und Gefühlen sehr hilfreich sein könnte. Bis dahin hatte man im Rahmen der Kognitiven Verhaltenstherapie versucht, Gedanken inhaltlich zu hinterfragen und zu verändern.

Die drei Professoren wussten, dass

Menschen, die unter einer Depression leiden, eine spezifische Vulnerabilität (Verletzlichkeit) aufweisen, die dazu führt, dass eine erneute depressive Stimmung durch bestimmte Auslöser leicht reaktiviert werden kann und durch einen ungünstigen Umgang damit (Grübeln, unangenehme Erfahrungen vermeiden) unbemerkt wieder in den nächsten Rückfall mündet. Um dies zu verhindern, bräuchten die Betroffenen neben einer allgemeinen Unterstützung zum Umgang mit Stress auch ganz spezifische Anleitungen zum Umgang mit negativen Gedanken und Selbstzuschreibungen, mit Scham- und Schuldgefühlen sowie Grübeltendenzen. Und vor dem Hintergrund, dass sich negatives Denken schnell verselbstständigt und zur Aufrechterhaltung und Vertiefung von depressivem Erleben führt, sei es zudem wichtig, dass die Betroffenen diese spezifischen Auslöser und ihre individuellen Reaktionsmuster darauf besser kennen und erkennen lernen.

Dies alles sahen sie in dem Achtsamkeitsansatz gegeben und entwickelten in der Folge ein Schulungsprogramm, welches die Kernübungen des MBSR-Programms zur Entwicklung von Achtsamkeit mit Übungen und Theorien aus der Kognitiven Verhaltenstherapie verbindet. Dieses Programm ist die heute als MBCT – Mindfulness-Based Cognitive Therapy – und im deutschen Sprachraum auch als Achtsamkeitsbasierte Kognitive Therapie bekannte Selbsthilfemethode.

Dieses achtwöchige Programm wurde für Menschen entwickelt, die unter wiederkehrenden mittelgradigen bis hin zu schweren Depressionen bzw. depressiven Stimmungsschwankungen leiden und akut nicht depressiv sind. Es ist aber auch hilfreich bei Ängsten, wiederkehrenden Panikattacken, zwanghaften Gedankenkreisen und negativen Selbstgesprächen, die nicht zu stoppen sind. Es wird in der Regel in einem Gruppenformat angeboten.

Hinschauen statt wegschauen

Anders als in der üblichen Schulmedizin geht es bei diesem Ansatz nicht darum, eine Heilung oder Linderung der Beschwerden von außen zu erwarten, sondern darum, die Eigenverantwortung für den Umgang mit schwierigen Erfahrungen (Gefühlen, Gedanken, Erinnerungen) zu erkennen. Die Teilnehmer werden angehalten, sich den Schwierigkeiten zuzuwenden und sie genau anzuschauen, um dann neue Wege zu erforschen und auszuprobieren, mit ihren Problemen umzugehen. Diese neuen Wege sind geprägt von Prinzipien des Annehmens und der Akzeptanz, der Freundlichkeit zu sich selbst und der Haltung von Offenheit und Neugier im Gegensatz zu Selbstverurteilungen, Versagens- oder Schuldgefühlen. Ziel ist u.a., die Selbstheilungskräfte und die Eigenverantwortung zu stärken. Dies bedeutet aber nicht etwa: »Wir sind an unserer Lage selbst schuld«, sondern es geht darum, erst einmal anzuerkennen, dass diese schwierige Situation nun einmal Teil meiner jetzigen Lebenserfahrung ist und es keinen Sinn macht, davor wegzulaufen, so gerne ich das vielleicht auch tun möchte.

Eigenverantwortung bedeutet, zu sich selbst zu sagen: »Ja, so ist es jetzt nun einmal. Und auch wenn ich es nicht mag, ich bin bereit, mich konstruktiv damit auseinanderzusetzen und neue Wege zu finden, wie ich heilsam damit umgehen kann. Ich übernehme die Verantwortung für den Umgang mit meiner Erfahrung.«

Neben der Praxis der Achtsamkeit, die in dem Kurs systematisch vermittelt und geübt wird, zielt das MBCT-Programm darauf ab, folgende Fähigkeiten zu stärken:

- Frühwarnsymptome rechtzeitig zu erkennen,
- lernen, sich von negativen Gedanken zu distanzieren,
- Grübelschleifen rechtzeitig zu erkennen und aus ihnen auszusteigen,
- eine neue Beziehung zu entwickeln zu den automatisierten inneren (kognitiven und emotionalen) Mechanismen, die in eine schlechte Stimmung hineinführen und sie vertiefen,
- eine Haltung von Freundlichkeit und Akzeptanz sich selbst und allen Erfahrungen gegenüber zu entwickeln, seien sie angenehm oder unangenehm.

Es geht darum, dafür gewappnet zu sein, einen Rückfall in eine Depression zu verhindern oder abzumildern. Die Wirksamkeit von MBCT wurde in klinischen Studien nachgewiesen (mehr dazu lesen Sie bei Interesse ab Seite 34). Das National Institute for Health and Clinical Excellence hat MBCT 2010 in England als Methode der Wahl bei Menschen mit wiederkehrender Depression empfohlen und auch die Nationale Versorgungsleitlinie Depression in Deutschland bestätigt die Wirksamkeit von MBCT für Menschen mit einer rezidivierenden depressiven Störung.

Mittlerweile gibt es von wissenschaftlicher Seite erste vielversprechende Hinweise darauf, dass MBCT auch bei Angststörungen und anderen psychischen Problemen hilfreich sein kann, weil die Prinzipien des Grübelns und der Erfahrungsvermeidung, die zur Verschlimmerung und Verfestigung dieser Probleme führen, sich ähneln und die Achtsamkeit hier ein heilsames Gegengewicht bietet.

Was bringt die Teilnahme an einem MBCT-Kurs und das Üben von Achtsamkeit?

Gemeinsam mit einigen Kollegen ging der englische Psychologe Mark Allen 2009 im Rahmen einer Studie der Frage nach, welche Erfahrungen Kursteilnehmer langfristig mit den Fähigkeiten und Fertigkeiten machen, die sie im Laufe des MBCT-Programms erlernt haben. Dazu führten die Forscher ein Jahr nach einem Kurs Interviews mit ehemaligen Teilnehmern durch und ließen sie berichten, was der Kurs bei ihnen bewirkt hat. Hier eine Zusammenfassung der Kernaussagen aus diesen Interviews:

- Die Teilnehmer konnten ihre »Trigger«, d. h. die Situationen, die ihr Rückfallrisiko erhöhen, besser erkennen.
- Auch die Warnzeichen für einen Rückfall wurden durch die Kursteilnahme früher erkannt.
- Die Teilnehmer waren in der Lage, an Tagen mit niedergeschlagener Stimmung den Fokus ihrer Aufmerksamkeit zu verändern, indem sie ihre Aktivitäten so ausrichteten, dass der negative Aufmerksamkeitsfokus einem positiven oder neutralen Fokus Platz machte.
- Die erlernten Fähigkeiten halfen den Teilnehmern, aus negativen Gefühls- und Denkgewohnheiten auszusteigen, wodurch sich ihre Perspektive veränderte und ihre Stimmung verbesserte.
- Die Teilnehmer empfanden ein Gefühl der Kontrolle über die Depression.
- Sie fühlten sich verstanden und überdachten ihr Selbstbild, das sie bis dahin von sich gehabt hatten.
- Sie betrachteten ihre depressiven Gefühle und Gedanken nach der Kursteilnahme mit anderen Augen: als Merkmale der Depression und nicht mehr als Merkmal ihrer Persönlichkeit.
- Die Teilnehmer brachten sich selbst gegenüber mehr Wertschätzung entgegen, erkannten und erfüllten ihre eigenen Bedürfnisse besser.
- Sie empfanden ihren Freunden und ihrer Familie gegenüber mehr emotionale Nähe und berichteten zudem von einer verbesserten Kommunikation und mehr Mitgefühl/Empathie.

Aufbau und Struktur eines MBCT-Kurses

Die acht Gruppentreffen des MBCT-Programms sind von Woche zu Woche ähnlich strukturiert: Die Betonung liegt auf dem gemeinsamen Praktizieren verschiedener Achtsamkeitsübungen. Der anschließende Austausch über die Erfahrungen beim Üben ist ebenso wichtig und hilfreich wie die Auseinandersetzung damit, wie die Depression, die Ängste und die Grübeltendenzen ausgelöst werden und was sie aufrechterhält. Daneben gibt es einen strukturierten Plan für das Üben zu Hause, CDs mit den Übungsanleitungen und Kursmaterial zum Protokollieren der Erfahrungen beim Üben. Praktiziert werden möglichst täglich formale Achtsamkeitsübungen wie der sog. Body-Scan, achtsame Bewegung und achtsames Sitzen in Meditation. Zugleich wird die Kultivierung von Achtsamkeit bei Aktivitäten wie Duschen, Putzen, Spülen oder Kaffee kochen unterstützt, denn so kann die Haltung der Achtsamkeit in den Alltag integriert werden.

Vor der Teilnahme an einem MBCT-Kurs findet ein persönliches Vorgespräch statt, das der inneren Vorbereitung und der Klärung wichtiger Fragen dient. (Ausführliche Informationen zum Vorgespräch finden Sie in Kapitel 6.)

In der ersten Hälfte des Acht-Wochen-Programms geht es darum, durch die Übung der Achtsamkeit zu lernen, den Geist zu stabilisieren. Durch die Stärkung von Aufmerksamkeitslenkung und Konzentration wird es nach und nach möglich, die innere Erfahrung bewusst wahrzunehmen, ohne gleich von Gedanken oder Gefühlen davongetragen zu werden. Dies ist eine wichtige Fähigkeit, die in der Depression häufig als Erstes verloren geht. Insbesondere Konzentrationsprobleme sind quälende Symptome depressiven Erlebens, ebenso wie bei Angst- und Panikstörungen.

Auf dieser Basis wird dann in der zweiten Kurshälfte mehr und mehr erarbeitet, wie die durch die Achtsamkeitsübungen entwickelten Fähigkeiten und gewonnenen Erkenntnisse auf schlechte Stimmungen, negative Gedanken, Grübelphasen oder schwierige Gefühle angewendet werden können. Es geht darum, die Frühwarnsymptome auf körperlicher oder gedanklich-emotionaler Ebene erkennen zu lernen und aktiv Handlungspläne für die Zeiten zu erarbeiten, in denen sich die Stimmung verschlechtert – als Ausdruck von Selbstsorge und Selbst-Mitgefühl. Hier helfen die Übungen der Achtsamkeit, die eine differenzierte und klare Wahrnehmung der verschiedenen Erfahrungsebenen im Hier und Jetzt zum Ziel haben, verbunden mit den Ansätzen aus der Kognitiven Verhaltenstherapie.

Wichtig ist, dass jeder Teilnehmer auf seine individuelle Weise mit dem Üben fortfährt und sich im Kurs dafür eine eigene Struktur erarbeitet. Denn ähnlich wie Fitness nur durch regelmäßiges Training gewährleistet ist, können wir die Achtsamkeit nur dann aufrechterhalten, wenn wir sie regelmäßig, möglichst täglich, üben.

Für wen ist ein MBCT-Kurs in erster Linie gedacht?

- Am sinnvollsten ist die Teilnahme an einem MBCT-Kurs, wenn Sie die akute Phase einer depressiven Episode oder einer Angsterkrankung hinter sich gelassen haben und nun Fähigkeiten und Fertigkeiten erlernen möchten, mit denen Sie sich vor einem erneuten Rückfall schützen können.
- Wenn Sie gerade in einer akuten depressiven Phase sind, sich aber einigermaßen stabil fühlen – vielleicht durch die Einnahme von Antidepressiva und/oder eine begleitende Psychotherapie –, kann die Teilnahme an dem Programm ebenfalls unterstützend wirken. Dies sollten Sie dann jedoch in jedem Fall mit Ihrer Therapeutin/Ihrem Therapeuten absprechen.

Für welche Beschwerden eignet sich MBCT?

Wissenschaftlichen Studien zufolge ist MBCT nachgewiesenermaßen eine hilfreiche Methode:

- zur Rückfallprophylaxe für Menschen, die unter wiederkehrenden depressiven Episoden leiden und bereits drei oder mehr depressive Phasen durchlebt haben,
- als Alternative für eine medikamentöse Erhaltungstherapie nach Abklingen der akuten Phase,
- bei Angsterkrankungen (z. B. generalisierter Angst, sozialer Phobie, Panikattacken), die durch herkömmliche Behandlungsverfahren nicht zufriedenstellend verbessert werden konnten,
- für Menschen, die unter einer bipolaren Störung leiden (auch bekannt unter der Bezeichnung manisch-depressive Erkrankung),
- für Menschen, die unter einer pathologischen Grübelneigung leiden,
- für Menschen, die unter Schlafstörungen leiden.

Darüber hinaus gibt es erste Hinweise darauf, dass MBCT z.B. auch bei chronischer Depression und bei Zwangsstörungen gute Erfolge zeigt. Außerdem hat die Forschung ergeben, dass MBCT als unterstützende Maßnahme während einer Krebstherapie eingesetzt werden kann. Die britische Psychotherapeutin Christina Shennan und ihre Kolleginnen analysierten 2011 insgesamt 17 Studien, in denen die Wirkung des Programms bei Teilnehmern mit verschiedenen Formen von Krebserkrankungen erforscht wurde. Die Untersuchungsergebnisse belegen, dass die Patienten zum einen von der deutlichen Abnahme ihrer Stress-, Angst- und Depressionssymptome profitierten. Zum anderen verbesserte sich unter der Kursteilnahme sowohl die Funktion des Immunsystems als auch das subjektive Wohlbefinden der Patienten.

Wann ist die Teilnahme an einem MBCT-Kurs nicht angezeigt?

Es gibt Fälle, in denen die Teilnahme an einem MBCT-Kurs nicht angezeigt ist und eher andere Beratungs- oder Therapiemaßnahmen hilfreich sind. Dies gilt vor allem für:

- Menschen in einer akuten Krise (z. B. nach dem Verlust eines geliebten Menschen durch Tod oder Trennung),
- Betroffene in einer akuten und schweren depressiven Phase, in der zunächst eine Stabilisierung erfolgen muss (andernfalls würden die mit einer schweren Depression verbundenen Symptome wie etwa Konzentrationsschwierigkeiten das Erlernen der für das MBCT-Programm so zentralen Aufmerksamkeitsfertigkeiten zu sehr erschweren),
- Menschen mit akuter Selbstmordgefährdung oder psychotischer Symptomatik (z. B. Wahnvorstellungen),
- bei akuter Substanzabhängigkeit.

Der aktuellen Studienlage nach verringert MBCT außerdem zwar deutlich das Rückfallrisiko bei Patienten mit drei oder mehr depressiven Episoden in der Vorgeschichte, nicht aber bei Patienten mit nur zwei Episoden. Überlegungen zum Hintergrund dieses Untersuchungsergebnisses finden Sie im folgenden Abschnitt.

Forschung zur Wirkung des MBCT-Programms

Professor Teasdale und seine Kollegen gingen im Rahmen der ersten MBCT-Studie im Jahr 2000 zunächst der Frage nach, ob das Programm die Rückfallwahrscheinlichkeit bei Depression verringert, wenn es ergänzend zur Standardbehandlung eingesetzt wird. Insgesamt 145 Patienten, die zuvor mindestens zwei depressive Episoden durchlebt hatten, nahmen an dieser Untersuchung teil. Per Zufall wurden sie einer von zwei Gruppen zugewiesen: Die erste erhielt ausschließlich die Standardbehandlung (diese Gruppe wurde als *Kontrollgruppe* bezeichnet), die zweite nahm zusätzlich dazu an einem MBCT-Kurs teil. Das Ergebnis:

Bei Patienten mit drei oder mehr depressiven Episoden in der Vorgeschichte wurde die Rückfallrate durch die Teilnahme am MBCT-Kurs drastisch gesenkt. In der Kontrollgruppe erlebten 66 % der Patienten einen Rückfall, in der MBCT-Gruppe lag die Rate dagegen nur bei 37%. Erstaunlicherweise gab es bei Patienten mit nur zwei vorangegangenen depressiven Episoden keinen Unterschied bezüglich der Rückfallrate.

Helen Ma und John D. Teasdale führten 2004 deshalb eine Folgestudie durch, um der Erklärung für diesen Befund auf die Spur zu kommen. Die Ergebnisse zur Rückfallrate ähnelten denen aus der ersten Studie: 78 % der Patienten aus der Kontrollgruppe erlitten eine weitere depressive Episode, aus der MBCT-Gruppe hingegen nur 36 % – und erneut gab es bei den Patienten mit nur zwei depressiven Episoden in der Vorgeschichte keinen Unterschied hinsichtlich der Rückfallrate. Die Forscher fanden in dieser Studie hierfür jedoch zwei mögliche Erklärungsansätze:

- Die Unterbrechung negativer Denkgewohnheiten ist ein zentraler Bestandteil des MBCT-Programms. Studien zufolge wird der Einfluss dieser Denkmuster im Erkrankungsverlauf immer größer, weil sie mit jeder weiteren depressiven Episode neu aktiviert und verstärkt werden. Auf diese Weise automatisiert sich das Krankheitsgeschehen zunehmend und die Gefahr eines Rückfalls steigt. Gerade an diesem Punkt der Automatisierung setzt MBCT besonders wirksam an, weshalb Patienten mit nur ein oder zwei vorangegangenen depressiven Episoden (und somit entsprechend gering ausgeprägten Automatisierungsprozessen) noch nicht oder nicht so gut davon profitieren können.

- Zudem fanden die Forscher in dieser Untersuchung Hinweise darauf, dass es möglicherweise zwei unterschiedliche Depressionstypen gibt: einen, der durch kritische Lebensereignisse hervorgerufen wird (bei den Patienten mit ein oder zwei depressiven Episoden in der Vorgeschichte), und einen, der durch einen früheren Depressionsbeginn verursacht wird, bei dem möglicherweise belastende Kindheitserfahrungen wie Vernachlässigung im Vordergrund stehen (bei den Patienten mit drei oder mehr vorausgegangenen depressiven Episoden). Für die erste Gruppe stellt vermutlich die Vermittlung allgemeiner Problemlösefähigkeiten im Umgang mit kritischen Lebensereignissen die wichtigste Behandlungsmaßnahme dar. Dieser Punkt spielt im Verlauf des MBCT-Kurses jedoch eher eine untergeordnete Rolle, weshalb diese Gruppe möglicherweise nicht so stark von der Teilnahme profitieren kann. Die zweite Gruppe spricht dagegen besonders gut auf das MBCT-Programm an, da der Kurs am wichtigsten Entstehungsmechanismus ihrer Erkrankung ansetzt: den negativen Denkmustern.

Aufgrund der hier dargestellten Forschungsergebnisse könnten Sie nun vielleicht zu dem Schluss kommen, dass diese Methode nichts für Sie ist, da Sie noch keine drei depressiven Episoden durchlebt haben. Das ist jedoch nicht unbedingt zutreffend.

In den wissenschaftlichen Studien ist lediglich die Häufigkeit der Rückfallraten das Kriterium, nachdem die Forscher entscheiden, ob die Methode effektiv ist oder nicht. Dies ist eine *quantitative* Messung, die der Frage nachgeht, in welchen Abständen und wie oft Menschen einen Rückfall haben, nachdem sie einen MBCT-Kurs besuchten. Wie die *Qualität* des Rückfalls aussieht, d. h. wie der Betroffene selbst die Erfahrung erlebt, wird nicht erfasst. Aus meiner klinischen Erfahrung weiß ich, dass ehemalige Teilnehmer bei den Nachtreffen sagen: »Ja, ich hatte wieder eine depressive Phase, aber ich wusste ja, sie geht vorbei. Sie hat nicht so lange angehalten wie sonst und ich habe auch nicht sehr darunter gelitten.«

Dies zeigt, dass viele der Teilnehmer schwierige Zeiten mit niedergedrückter Stimmung möglicherweise qualitativ anders erleben als vorher und dass sie nicht mehr so darunter leiden. So zeigen auch allgemeine Studien zur Achtsamkeitsforschung, dass sich die Lebensqualität der Teilnehmer, egal aufgrund welcher Problematik sie sich für einen Kurs entschieden haben, signifikant verbessert.

Auch wenn Sie nur eine oder zwei depressive Episoden erlebt haben oder unter anderen Problemen wie Ängsten, mas-

siven Sorgen oder Grübelneigung leiden, können Sie durch die Praxis der Achtsamkeit von der verbesserten Körperwahrnehmung, der Haltung der Selbstfreundlichkeit, einer erhöhten Bewusstheit für Ihre Bedürfnisse und Grenzen sowie einem veränderten Umgang mit schwierigen Gedanken und Gefühlen profitieren.

Ein wichtiger Punkt, der in den Studien nicht erfasst wird, ist, dass Sie bereit sind, sich mit dem der Depression innewohnenden Vermeidungsverhalten auseinanderzusetzen und dieses nach und nach zu lockern. Wenn Sie durch ein kritisches Lebensereignis oder eine Verlusterfahrung in eine depressive Krise geraten sind, ist es vielleicht hilfreich, sich zunächst stabilisierende Unterstützung zu holen, bevor Sie mit der Übung von Achtsamkeit beginnen. Achtsamkeitspraxis kann Ihnen dann aber im weiteren Umgang mit dem Schwierigen und bei der Verbesserung der Lebensqualität helfen.

Das Ergebnis, dass durch die Teilnahme am MBCT-Programm die Rückfallrate bei Patienten mit drei oder mehr vorangegangenen depressiven Episoden im Vergleich zur Kontrollgruppe um durchschnittlich die Hälfte reduziert werden kann, bestätigte sich in den darauf folgenden Jahren in weiteren Studien. 2008 fand der Psychologieprofessor Willem Kuyken gemeinsam mit einer Forschergruppe außerdem heraus, dass MBCT möglicherweise eine Alternative zur Behandlung mit Antidepressiva darstellen könnte. An der entsprechenden Studie nahmen 123 Patienten teil. Sie wurden per Zufall einer von zwei Gruppen zugewiesen: Die erste Gruppe besuchte einen MBCT-Kurs, während sie die Medikamente langsam absetzte. Die zweite Gruppe nahm ihre Antidepressiva weiter wie zuvor. In dieser Untersuchung konnte gezeigt werden, dass es in Bezug auf die Rückfallprophylaxe keinen signifikanten Unterschied gibt zwischen der MBCT-Gruppe und der Medikamentengruppe. Dieses Ergebnis ist ein erster Hinweis darauf, dass MBCT mindestens genauso gut vor Rückfällen schützt wie kontinuierliche Medikamenteneinnahme. Dies wird derzeit in weiteren groß angelegten Studien nachgeprüft.

Außerdem verringerten sich bei den Patienten der MBCT-Gruppe depressive Restsymptome und andere – neben der Depression auftretende – psychische Erkrankungen, und sie berichteten über eine Verbesserung ihrer Lebensqualität. Auch dieses Ergebnis bestätigte sich in den darauf folgenden Jahren, zuletzt in einer Untersuchung von Segal und Kollegen (2010).

Wodurch bewirkt MBCT eine Senkung des Rückfallrisikos bei Depressionen?

Auch dieser Frage gingen die Forscher nach und fanden mehrere Mechanismen, die die Wirkung des Programms erklären. Hier ein Auszug aus den zentralen Ergebnissen, die sowohl aus psychologischen als auch aus neurowissenschaftlichen Studien der Hirnforschung stammen.

Die Teilnahme an einem MBCT-Kurs führt zu …

- mehr positiven und weniger negativen Emotionen,
- einer Steigerung des Wohlbefindens,
- einer Steigerung der Achtsamkeit,
- einer Steigerung des Selbst-Mitgefühls (*self-compassion*) sowie des Mitgefühls mit anderen,
- einer verbesserten Aufmerksamkeitslenkung,
- einer verbesserten Emotionsregulation im Umgang mit schwierigen Gefühlen,
- einer Erhöhung der sog. *metakognitiven Awareness*, d. h. der Fähigkeit, die eigenen Gedanken als das wahrzunehmen, was sie sind: mentale Ereignisse (und nicht die Realität),
- einer Reduzierung ungünstiger Gedächtnisprozesse.

All diese Mechanismen spielen nicht nur bei der Behandlung von Depressionen eine Rolle. Dies erklärt, warum MBCT sich mittlerweile auch über diesen Anwendungsbereich hinaus bei einer Vielzahl weiterer Beschwerden und Erkrankungen als wirksam erwiesen hat, u. a. bei Angsterkrankungen und Schlafstörungen, aber auch als unterstützende Maßnahme während einer Krebstherapie (siehe auch Seite 32).

Noch ein zusammenfassendes Wort zu all diesen Kriterien: Dies ist der aktuelle Forschungsstand bezüglich der Wirkung von MBCT. Da weiterhin eine hohe Forschungsaktivität besteht, ist davon auszugehen, dass sich das Wissen um die heilsame Wirkung von Achtsamkeit in den nächsten Jahren noch erweitern wird. Falls Sie den Eindruck haben, sich mit Ihrer ganz persönlichen Problematik hier nicht wiederzufinden, lassen Sie sich nicht irritieren. Wenn Sie das Gefühl haben, dass die Achtsamkeitsübungen sowie der gesamte Ansatz Ihnen guttun könnten, dann probieren Sie es aus. Sie selbst sind der Experte für Ihr eigenes Leben. Und auch wenn Sie den Zugang zu diesem inneren Wissen verloren haben sollten, können Sie es durch die Achtsamkeitspraxis wiedergewinnen. Achten Sie auf Ihre Grenzen, tun Sie nichts, was Ihnen nicht guttut und seien Sie mitfühlend und vorsichtig mit sich. Aber geben Sie sich selbst, wenn Sie mögen, eine Chance.

Achtsamkeitsmeditation und Hirnforschung

Neurowissenschaftler interessieren sich seit einigen Jahren immer mehr für die Frage, wie sich Achtsamkeitsmeditation auf das Gehirn auswirkt. Hier eine kleine Auswahl der Ergebnisse aus diesem Forschungsfeld:

- Der französische Hirnforscher Antoine Lutz ließ 2008 gemeinsam mit seinen Kollegen 15 buddhistische Mönche in einem sogenannten funktionellen Magnetresonanztomographen (fMRT) meditieren. Auf diese Weise konnten die Wissenschaftler die Veränderungen der Gehirnaktivität ihrer Probanden im Computer quasi live mitverfolgen. Die Forscher stellten fest: Obwohl den Mönchen während der Meditation unangenehme Geräusche und Videos präsentiert wurden, spiegelte sich in ihren Gehirnen weder Gereiztheit noch Ärger wider. Stattdessen verstärkte sich die Aktivität in den Gehirnbereichen, die mit mütterlicher Liebe, Einfühlungsvermögen und anderen positiven Geisteszuständen in Verbindung stehen. Zu diesem Befund schreibt Yongey Mingyur Rinpoche, einer der Mönche, in seinem Buch *Heitere Weisheit*: »Das Unerfreuliche löste einen Zustand von tiefer Ruhe, Klarheit und Mitgefühl aus. Dieses Ergebnis fasst im Kern einen der Hauptvorteile buddhistischer Meditationspraxis zusammen: Die Chance, schwierige Umstände – und die sie im Allgemeinen begleitenden störenden Emotionen – zu nutzen, um die Kraft und das Potenzial des menschlichen Geistes freizusetzen.«
- Achtsamkeitsmeditation hat jedoch nicht nur einen positiven Einfluss auf das Erleben unangenehmer *Emotionen*, sondern auch auf das Erleben unangenehmer *körperlicher* Empfindungen. Das stellten Tim Gard und Kollegen 2012 in ihrer Studie fest: Erhalten Personen mit Meditationserfahrung schmerzhafte Reize, während sie in einem Magnetresonanztomographen (MRT) liegen, zeigt sich im Vergleich zu Nicht-Meditierenden im Gehirn-Scan ein Aktivitätsmuster, das sich von allen anderen bisher bekannten Mustern unterscheidet, die normalerweise mit Schmerzbewältigungsstrategien im Gehirn einhergehen: In der Regel werden jene Bereiche im Gehirn aktiv, die dafür zuständig sind, den Schmerz gedanklich zu kontrollieren. Bei den Meditierenden nahm die Aktivität in eben diesen Bereichen allerdings ab und stattdessen in dem Bereich zu, der mit der bloßen körperlichen Wahrnehmung verbunden ist. Dadurch gaben die Meditierenden zwar die gleiche Schmerzintensität an wie die Nicht-Meditierenden, hatten aber deutlich weniger Angst vor dem

Schmerz und empfanden ihn als weniger unangenehm – sie konnten ihn gedanklich quasi besser loslassen bzw. sein lassen. Praktische Anwendung könnte dieser Befund bei Patienten mit chronischen Schmerzen finden, zumal sie häufig nicht nur unter ihren körperlichen Symptomen leiden, sondern in deren Folge zusätzlich unter Depressionen oder depressiven Verstimmungen. Diese werden vermutlich durch die Kontrolltendenzen verursacht und könnten durch eine Haltung der Akzeptanz gemildert werden.

- Achtsamkeitsmeditation wirkt zudem, wie man mittlerweile herausgefunden hat, nicht nur funktional auf die Gehirn*aktivität*, sondern auch auf die Gehirn*struktur*: Beispielsweise kommt es laut einer Studie von Peter Vestergaard-Poulsen und Kollegen (2009) durch langjährige Meditationserfahrungen zu einer Zunahme der Dichte von Nervenzellen im Hirnstamm. Diese Veränderung hat eine positive Wirkung auf Atmung, Herz-Kreislauf-System und die Widerstandsfähigkeit gegen Stress.
- Eileen Luders und ihre Kollegen stellten 2009 außerdem fest, dass langjährige Meditationspraxis zu einer Vergrößerung derjenigen Hirnbereiche führt, die für Emotionsregulation, also den Umgang mit schwierigen Gefühlen, zuständig sind. Dass sich Achtsamkeitsmeditation positiv auf die Emotionsregulation auswirkt, wurde mittlerweile in so vielen Studien belegt, dass Richard Chambers und seine Kollegen nach einer Analyse dieser Untersuchungen 2009 den Begriff der *achtsamen Emotionsregulation* einführten.
- Es muss übrigens nicht unbedingt eine langjährige Meditationspraxis sein: Richard Davidson und seine Kollegen stellten in ihrer Studie 2003 fest, dass es durch die Teilnahme an einem achtwöchigen MBSR-Kurs zu einer Zunahme von positiven Emotionen kommt, was sich auch in der Gehirnaktivität widerspiegelt. Britta Hölzel und ihre Kollegen (2010, 2011a) fanden außerdem heraus, dass bereits ein achtwöchiger MBSR-Kurs – ähnlich wie die Meditationserfahrung über einen längeren Zeitraum – zu Veränderungen der Gehirn*struktur* führt. Genauer gesagt konnte eine vermehrte Bildung von Nervenzellen in den Hirnregionen nachgewiesen werden, die für Lernen, Gedächtnisprozesse, Emotionsregulation, Stressverarbeitung, Perspektivenübernahme und die Verarbeitung selbstbezogener Informationen wichtig sind. Auf der Grundlage einer weiteren Studie gehen die Forscher rund um Britta Hölzel (2011b) außerdem davon aus, dass diese strukturellen Veränderungen im

Gehirn mit einem durch die Achtsamkeitspraxis verbesserten Mitgefühl mit sich selbst (*self-compassion*) zusammenhängen.

Besser mit Schwierigkeiten umgehen lernen

All diese Studien zeigen vielversprechende Veränderungen, die durch die Praxis der Achtsamkeitsmeditation bewirkt werden, und wie man sehen kann, werden Prinzipien angesprochen, die störungsübergreifend heilsam sind:

Dazu gehören **Emotionsregulation, Widerstandsfähigkeit gegen Stress, Umgang mit körperlichen Schmerzen, Entwicklung von Feinfühligkeit und Mitgefühl für sich selbst und für andere Menschen. Diese inneren Qualitäten, die durch Achtsamkeit gestärkt werden, führen allgemein zu einem verbesserten Umgang mit Schwierigkeiten im Leben, die auf jeden Menschen in der einen oder anderen Form zukommen können, und machen uns widerstandsfähiger.** Und da die Negativspiralen, die in einer Depression zum Tragen kommen, auch bei anderen Störungen eine wichtige Rolle spielen, ist die Praxis der Achtsamkeit für eine Vielzahl von Herausforderungen so hilfreich. Weil MBCT aber spezifisch für die Rückfallprophylaxe bei depressiven Erkrankungen entwickelt wurde, werde ich im Folgenden auf diese Zusammenhänge eingehen. Auch wenn Sie nicht direkt unter einer Depression leiden, werden Sie beim Lesen dennoch hilfreiche Anregungen für das Verständnis Ihrer eigenen Problematik bekommen und können lernen, anders damit umzugehen.

4 Wenn das Alltagsleben zur Qual wird

Bevor wir ein Problem lösen können, müssen wir es zuerst würdigen

Depressionen sind ein immer größer werdendes Problem in unserer Gesellschaft, von dem Menschen aus allen Schichten und in jedem Lebensalter betroffen sein können. Jeder von uns kennt depressive Stimmungen: Tage, an denen einem nichts Spaß macht, nichts zu gelingen scheint und die Welt einfach grau und öde aussieht. Diese Stimmungen gehen aber auch wieder vorbei und die meisten Menschen sind sich dessen bewusst. Eine klinische Depression zu durchleben ist etwas ganz anderes. Eine solche Stimmungsveränderung ist deutlich tiefgreifender und kann Tage bis Wochen oder sogar Monate andauern. Dies ist eine sehr belastende Erfahrung mit massiven Einschränkungen der Alltagsbewältigung, sowohl für die Betroffenen als auch für die Angehörigen.

Vorkommen und Verbreitung von Depressionen

Allein in Deutschland erkranken rund 20 % der Gesamtbevölkerung mindestens einmal im Leben an einer Depression, wobei Frauen in allen Altersgruppen rund doppelt so häufig betroffen sind wie Männer [1]. (Für Quellenhinweise zu diesem Abschnitt siehe Anhang Seite 153.) Weltweit betrachtet leiden nach Schätzungen der Weltgesundheitsorganisation (WHO) aktuell insgesamt 350 Millionen Menschen unter dieser

Krankheit – auch in diesem Moment, in dem Sie diese Zeilen lesen [2]. Dazu kommt eine hohe Dunkelziffer, denn die Schätzungen beruhen auf Studien, in denen vor allem Patienten zwischen dem 18. und 65. Lebensjahr untersucht wurden. Jüngere und ältere Menschen fanden dabei kaum oder keine Berücksichtigung [1] – und das, obwohl beispielsweise Jugendliche im Alter von 15 bis 17 Jahren ähnlich häufig betroffen sind wie junge Erwachsene [3]. Ein weiterer Punkt, der zu der Dunkelziffer beiträgt: Die Erkrankung wird oft nicht erkannt – unter anderem deshalb, weil häufig eher körperliche Symptome wie Rückenschmerzen, Herzprobleme oder Magen-Darm-Beschwerden im Vordergrund stehen [4] [5] [6]. Einer Studie zufolge [7] erhalten 26 % der Betroffenen, die einen Allgemeinarzt aufsuchen, lediglich eine somatische, also auf den Körper bezogene Diagnose, 19 % zwar eine psychische Diagnose, aber nicht die einer Depression. Bei 34 % geben die Ärzte eine wahrscheinliche depressive Störung an, jedoch wird die Erkrankung nur bei 21 % definitiv erkannt.

Neben einem nach wie vor zu knappen Angebot an Therapieplätzen und einem bei diesem Krankheitsbild oft auftretenden Vermeidungsverhalten aufgrund von Schamgefühlen und Angst vor Stigmatisierung führt dies dazu, dass die meisten Patienten mit einer Depression nicht den offiziellen Empfehlungen entsprechend therapiert werden. Nur 21 bis 25 % erhalten Antidepressiva [8] [9] – oftmals außerdem in zu niedriger Dosierung und über einen zu kurzen Zeitraum [6] – und lediglich 11 bis 18 % erhalten Zugang zu einer Psychotherapie [9]. Letztendlich werden deshalb selbst bei richtiger Diagnose in Deutschland mindestens rund 1 Million Menschen mit Depression nicht ausreichend behandelt [10].

Das ist fatal, weil die Erkrankung ein sehr hohes Wiedererkrankungsrisiko mit sich bringt – vor allem dann, wenn jegliche Form von Therapie ausbleibt. Bei etwa 50 bis 60 % der Patienten folgt auf die erste depressive Episode eine weitere [1]. Die Länge der Episoden fällt ganz unterschiedlich aus. Bei etwa 50 % der Betroffenen liegt sie unter zwölf Wochen, bei 25 % zwischen drei und sechs Monaten, und bei 22 % überschreitet sie sogar ein Jahr [1]. Ebenso wie die Episodenlänge variiert auch das Alter der Patienten bei Erkrankungsbeginn: Depressionen können prinzipiell in jedem Alter auftreten. Das durchschnittliche Ersterkrankungsalter hat sich im Verlauf der letzten drei Jahrzehnte dabei allerdings deutlich gesenkt. Mittlerweile liegt es im 25. bis 30. Lebensjahr. Damit tritt die Krankheit heutzutage viel früher auf als noch vor 30 Jahren [11] [12]. Das wiederum hat zur Folge, dass die Patienten auf die Lebensspanne betrachtet häufiger unter depressiven Phasen leiden, denn mit jeder durchlebten Depression steigt wie erwähnt das Wiedererkrankungsrisiko. Nach der zweiten Episode liegt es bei 70%, nach der dritten gar bei 90% [13][14].

Mittlerweile geht die Weltgesundheitsorganisation (WHO) davon aus, dass Depressionen um das Jahr 2020 nach Herz-Kreislauf-Erkrankungen weltweit die zweithäufigste Erkrankung sein werden [15]. Unabhängig vom individuellen Leid stellt dies auch gesamtgesellschaftlich gesehen ein großes Problem dar. Die direkten Kosten für ambulante Therapien, Krankenhausaufenthalte und Rehabilitationsmaßnahmen liegen in Deutschland pro Patient mit dieser Diagnose bei etwa 5.000 Euro jährlich [16]. Auf diese Weise ergeben sich direkte Gesamtkosten von 1,6 Milliarden Euro pro Jahr. Die Autoren der betreffenden Studie gehen allerdings davon aus, dass diese Kosten eher unter- als überschätzt sind, da nicht alle Patientengruppen in die Studie mit eingeflossen sind [17]. Zu den direkten Kosten kommen außerdem noch weitaus höhere indirekte Kosten hinzu: Die Diagnose *Depression* verursacht in Deutschland ca. 11 Millionen Arbeitsunfähigkeitstage und dazu rund 15.000 Frühberentungen pro Jahr [18]. Nicht zuletzt deshalb weist der Bundesverband der BKKs in seinem Gesundheitsreport 2012 darauf hin, wie wichtig vorbeugende Maßnahmen, ein flächendeckendes Therapieangebot und unterstützende Selbsthilfekonzepte bei diesem Krankheitsbild sind [19].

Da MBCT heute zunehmend auch bei Angststörungen Anwendung findet und eine Depression häufig von Ängsten begleitet ist oder sich aus anhaltenden Ängsten und Sorgen eine Depression entwickeln kann, möchte ich an dieser Stelle auch einige Infos über Angststörungen geben.

Exkurs: Angststörungen

Unter dem Begriff Angststörungen werden psychische Störungen zusammengefasst, bei denen unspezifische Ängste oder konkrete Furcht (Phobie) vor einem Objekt bzw. einer Situation bestehen. Auch die Panikstörung, bei der Ängste zu Panikattacken führen, zählt zu den Angststörungen. Allen ist gemeinsam, dass die Betroffenen übermäßig starke Ängste haben vor Dingen, vor denen Menschen ohne Angststörung keine oder in weit geringerem Maß Furcht empfinden. Angststörungen sind bei Frauen (noch vor den Depressionen) die häufigste, bei Männern (nach dem Alkoholmissbrauch) die zweithäufigste psychische Störung. In der Allgemeinbevölkerung beträgt die Ein-Jahres-Prävalenz (Häufigkeit) für die generalisierte Angststörung ungefähr 3%.

Zu den Angststörungen zählt man also:

- Spezifische Phobien, z. B. Soziale Phobie, Agoraphobie, Spinnenphobie etc.
- Panikstörung mit Panikattacken
- Generalisierte Angststörung

Von einer generalisierten Angststörung, die mit grüblerischen Gedanken und Sorgen einhergeht, spricht man, wenn folgende Symptomatik über einen Zeitraum von mindestens sechs Monaten in der Mehrzahl der Tage auftritt:

- Ausgeprägte Angst und Sorgen in Bezug auf eine Reihe von Ereignissen und Tätigkeiten. Dabei finden die betroffenen Personen es schwierig, die Ängste zu kontrollieren. Die Sorgen sind allgemeiner Natur, häufig beziehen sie sich auf Beruf, Geld, Gesundheit, Sicherheit und Hausarbeit. Häufigkeit und Dauer der Sorgen stehen in keinem Verhältnis zu der tatsächlichen Lebenssituation.

Zudem leiden die Betroffenen unter einigen der folgenden Symptome:

- Unruhe
- Ermüdbarkeit
- Konzentrationsschwierigkeiten
- Reizbarkeit
- Muskelverspannungen
- Schlafstörungen

Angststörungen gehen nicht selten mit einer Depression einher. Grübeln und unspezifische Sorgen sind bei beiden Problematiken ein quälendes Symptom. Während sich die Sorgen und grüblerischen Gedanken in der Depression häufig um die Vergangenheit drehen und um die Frage »Warum«, denkt der Mensch, der eine Angststörung hat, häufig sorgenvoll über die Zukunft nach (»Was, wenn …«).

Haben sich diese Gedankenkreise verfestigt, so ist in beiden Fällen die Praxis der Achtsamkeit ein hilfreiches Mittel, um nicht weiter in dem Treibsand der grüblerischen Gedanken zu versinken.

Die Erfahrung einer Depression

In der Alltagssprache benutzen wir das Wort »Depression« oder »depressiv« für unterschiedliche Erfahrungen und Gefühlszustände. Wir sagen manchmal: »Ach, ich habe heute meinen Depri-Tag« oder »Ich bin heute schlecht drauf, es ist nicht mein Tag« oder auch einfach: »Ich bin deprimiert«. Damit meinen wir vielleicht, dass wir uns traurig fühlen. Oder wir wollen eigentlich zum Ausdruck bringen: »Bei mir sind heute so viele Dinge schiefgelaufen, ich habe gar keine Lust mehr, noch etwas anzupacken. Am liebsten würde ich mich ins Bett legen.« Oder: »Ich habe so viele Dinge auf einmal zu tun und stehe enorm unter Druck. Am liebsten würde ich die Decke über den Kopf ziehen oder einfach abhauen. Ich habe Angst, dass ich das alles nicht schaffe.«

Demgegenüber steht die Diagnose einer klinischen Depression, die, wie oben beschrieben, intensiver, tiefgreifender und langanhaltend ist. Hier geht es nicht um ein übersteigertes Gefühlserleben, sondern eher um eine Art Verflachung oder Abstumpfung. Gefühle können kaum noch wahrgenommen werden – weder Ärger noch Trauer oder Freude, das Leben und Erleben wird grau und öde. Depression ist laut dem Psychiater Daniel Hell auch »keine Form von Traurigkeit, sondern Niedergeschlagenheit. Je intensiver sich ein Mensch traurig fühlen kann, desto weniger ist sein Gemüt im depressiven Sinne herabgestimmt« (Hell 2006, S. 35). Niedergeschlagenheit bedeutet eben in diesem Sinne, dass die gesamte lebendige Wahrnehmung des eigenen Lebens versagt und alles eintönig wird. Manche Menschen beschreiben diese Erfahrung wie folgt: »Es ist, als ob mir ein Sack über den Kopf gestülpt würde und ich nichts mehr richtig wahrnehme« oder »es ist, als wäre ich innerlich tot«, »… nichts kommt mehr an mich ran, nichts berührt mich mehr«.

Die Depression ist eine psychische Erkrankung, die von einem Arzt diagnostiziert wird und die nicht einfach von alleine wieder verschwindet, sondern ernst genommen und behandelt werden muss. Dies wird aber leider immer noch oft missverstanden oder unterschätzt. Wird eine Depression nicht angemessen behandelt, dann kann sie zu einer chronischen Erkrankung werden, die nicht selten zu Selbsttötungsabsichten oder sogar zu einem Suizid führt. Leider ist trotz aller Aufklärungsversuche die depressive Erkrankung, vermutlich weil sie zu den psychischen Störungen zählt, immer noch mit einem Stigma behaftet. Das macht es natürlich den Betroffenen umso schwerer, sich damit zu erkennen zu geben und sich Hilfe zu holen. Stattdessen neigen Menschen, die unter Depressionen leiden, dazu, ihren Gemütszustand vor ihrer Mitwelt geheim zu halten. Sie funktionieren nach außen hin, so gut es geht.

So berichtete eine 62-jährige Teilnehmerin, die schon seit über 25 Jahren unter Depressionen litt, in der fünften Stunde des MBCT-Kurses:

» Mein Sohn weiß bis heute nicht, dass ich unter Depressionen leide. Ich habe bei meinem Vater, der an einer schweren, immer wiederkehrenden Depression litt, erlebt, wie schlimm seine Zustände für die Familie waren. Er war Arzt und hat dann, wenn es ihm schlecht ging, alles stehen und liegen gelassen und ist einfach aus der Praxis abgehauen. Wir mussten das Ganze ausbaden und haben uns vor den Patienten so für ihn geschämt. Ich habe mir damals geschworen, dass ich so etwas niemals meiner eigenen Familie antun würde. «

Als Gaby dies erzählte, war es ganz still im Raum und jeder konnte die schwere Last und die tiefe Einsamkeit spüren, die auf ihr lagen. Diese Geheimhaltung ihrer depressiven Stimmungen kostete sie sehr viel Kraft und Lebensenergie, sie spielte ihrer Familie etwas vor und bekam natürlich niemals die Hilfe, die sie eigentlich benötigt hätte.

Das große Thema in den Vorgesprächen für einen Kurs ist bei sehr vielen Teilnehmern der hohe Leistungsdruck und die endlosen Versuche, »es richtig und gut zu machen«, verbunden mit dem Gefühl, es letztendlich doch nicht zu schaffen. Viele Betroffene berichten davon, wie oben erwähnt, dass sie unter starker Anspannung stehen und sich wünschen, milder und freundlicher mit sich umgehen zu können. Nicht selten hören wir Sätze wie: »Ach, wenn ich mir doch selbst nur Fehler zugestehen könnte. Ich muss immer alles perfekt machen, und wenn das nicht gelingt, dann verurteile ich mich und versinke in negativen Grübeleien über meine Unfähigkeit und warum das nur bei mir so ist.« Diese negative Selbstpropaganda löst Versagensgefühle aus und diese werden dann durch noch mehr Aktivität und Anstrengung kompensiert, bis es nicht mehr geht. So führen diese Bemühungen, die Niedergeschlagenheit und Verzweiflung vor den Mitmenschen zu verheimlichen, oft in eine Abwärtsspirale aus negativen Gedanken über sich selbst, endlosen Grübeleien und unangenehmen Gefühlen, wie Ängste, Scham- und Schuldgefühle, Verzweiflung oder Hoffnungslosigkeit.

Der hohe Leistungsdruck führt dazu, dass wir unsere körperlichen und auch psychischen Grenzen nicht wahrnehmen und uns ständig überfordern. Da wir nach außen gut funktionieren, wird dies aber lange Zeit nicht bemerkt, oft weder von den Betroffenen noch ihren Angehörigen, und erst wenn ein psychischer oder körperlicher Zusammenbruch stattfindet, können wir uns eingestehen, dass es so nicht weitergeht. Diese Dynamik wird gesellschaftlich dadurch beeinflusst und unterstützt, dass wir immer mehr gezeigt bekommen, wie wir sein sollen, und immer weniger Raum dafür ist, wie wir wirklich sind. Stimmen wir mit unseren eigenen Vorstellungen oder denen anderer über uns nicht überein, dann sind wir »nichts wert«. Sich diesem Druck zu widersetzen kann eine große Herausforderung sein.

Depression ist also nicht einfach irgendeine schlechte Stimmung, die man abschütteln kann. Sie ist eine Erkrankung, die in verschiedenen Formen und Ausprägungen vorkommt. Es gibt leichte, mittelgradige oder schwere depressive Episoden (mit oder ohne psychotischen Symptomen). Eine Form der Depression, die länger andauert, oft über Jahre, mit einer leichteren Ausprägung von depressiver Verstimmung wird Dysthymia genannt. Und es gibt die bipolare affektive Störung (auch als manisch-depressive Störung bekannt), bei der es zu einem Wechsel von depressiven Phasen und Zeiten kommt, in denen eine ausgeprägte Hochstimmung besteht, gekennzeichnet durch einen sehr hohen Energielevel sowie euphorische Stimmung und viel Aktivität. Die beiden Phasen werden häufig unterbrochen von Zeiten scheinbarer Normalität. Diese Form der depressiven Erkrankung ist eine der dramatischsten Formen und sollte in jedem

KRITERIEN FÜR EINE DEPRESSIONSDIAGNOSE

Die Kriterien für eine »Major Depression«, nach denen der Arzt diese Erkrankung diagnostiziert, sind in der folgenden Liste aufgeführt.

Von den Symptomen muss mindestens eines der ersten beiden in ausgeprägter Form und von den übrigen Symptomen vier oder mehr mindestens zwei Wochen lang vorhanden sein, bevor man von einer »Major Depression« spricht.

1. Der Patient/die Patientin berichtet, dass er bzw. sie sich die meiste Zeit des Tages depressiv fühlt.
2. Es besteht ein Interessenverlust oder ein Verlust der Fähigkeit, Freude bei allen oder fast allen Aktivitäten zu verspüren, die er bzw. sie vorher genossen hatte.
3. Es kommt zu erheblichem Gewichtsverlust, ohne dass dabei eine Diät gemacht wird, zu Gewichtszunahme oder einer fast täglichen Zunahme bzw. Abnahme des Appetits.
4. Es bestehen Schwierigkeiten, nachts durchzuschlafen bzw. tagsüber ein Bedürfnis nach mehr Schlaf.
5. Der Patient/die Patientin ist tagsüber merklich verlangsamt oder erregt.
6. Der Patient/die Patientin berichtet, dass bei ihm/ihr fast jeden Tag ein Gefühl der Müdigkeit oder des Energieverlusts auftritt.
7. Gefühle der Minderwertigkeit oder extreme bzw. unangemessene Schuldgefühle.
8. Der Patient/die Patientin berichtet über Schwierigkeiten bezüglich Konzentrationsvermögen und Denkfähigkeit, dies kann von anderen auch als Unschlüssigkeit gesehen werden.
9. Wiederkehrende Gedanken über den Tod oder auch Vorstellungen von Suizid, ohne dass dabei ein bestimmter Plan für einen Suizid besteht oder der Versuch eines Suizids unternommen wurde.

Fall mit Medikamenten behandelt werden. Zusätzlich kann eine Psychotherapie sehr hilfreich sein.

Die am häufigsten diagnostizierte Form der depressiven Störung ist die *rezidivierende depressive Störung* in mittelgradiger oder schwerer Ausprägung, die sog. »Major Depression«. Im klinischen Kontext hat sich dieser Begriff auch im deutschsprachigen Raum etabliert.

Die Kriterienliste für eine Depressionsdiagnose zeigt, dass sich die Symptome auf den Ebenen unserer Gefühle, unserer Gedanken, unserer körperlichen Erfahrung sowie unseres Verhaltens zeigen. Auf all diesen Ebenen gibt es Veränderungen, die deutlich machen, dass sich unser Befinden verschlechtert. Diese Veränderungen können sich gegenseitig beeinflussen. So haben unsere Gefühle Einfluss auf die Gedanken und diese wiederum können die Gefühle verstärken. Gefühle zeigen sich im Körper, Stimmungen gehen einher mit Veränderungen im Schlafrhythmus sowie beim Appetit und können Verspannungen und Schmerzen nach sich ziehen. Gleichzeitig beeinflussen unsere körperliche Befindlichkeit, unsere Stimmungen und Gedanken auch unser Verhalten. Wenn wir negativ über uns denken und uns verzweifelt und einsam fühlen, dann neigen wir dazu, uns aus der Welt zurückzuziehen, wir treffen uns nicht mehr mit Freunden und gehen weniger Freizeitaktivitäten nach, Dinge, die uns eigentlich Kraft geben würden und uns nähren. Diese mehrdimensionalen Prozesse sind in ihrer Zusammensetzung sehr individuell und beeinflussen einander. Wie sie sich gegenseitig aufschaukeln und bei Menschen, die schon einmal depressiv waren, unbemerkt in einen erneuten Rückfall führen können, werden wir im Folgenden sehen.

Die Herausforderung einer Depression bewältigen – aber wie?

Kulturübergreifend ist die Depression eine universelle menschliche Erfahrung und eine mögliche Reaktionsweise auf bestimmte Lebenserfahrungen.

So schreibt der Psychiater Daniel Hell: »Viele Einzelbeobachtungen und ein Überblick über die neue Fachliteratur lassen mich die These vertreten, dass die Depression eine biologisch verankerte Reaktionsmöglichkeit darstellt, die den Menschen in nicht bewältigbaren Belastungssituationen zu einem Halt zwingt und damit das Risiko eines aussichtslosen Kampfes, einer ziellosen Flucht oder von Desintegration herabsetzt« (Hell 2006, S. 13).

Damit gibt er einen Hinweis darauf, dass die depressive Reaktionsweise einen Sinn hat bzw. eine Funktion und uns vielleicht vor Schlimmerem schützt, was ich für einen sehr wichtigen Gedanken halte. Wenn das so ist, könnte es hilfreich sein, diesen Sinn zu verstehen.

In früheren Zeiten wurde diese Erkrankung ausschließlich aus einer Defizitperspektive betrachtet in dem Sinne, dass mit jemandem, der unter Depressionen leidet, etwas nicht stimmt. Diese Sichtweise ändert sich in der heutigen Zeit und man geht mehr und mehr davon aus, **dass depressives Erleben und Verhalten u.a. eine Anpassungsreaktion des Organismus auf eine schwierige, oft länger anhaltende Lebenssituation und somit ein Verarbeitungsversuch ist, der dazu dienen soll, mit etwas Schwierigem fertig zu werden.**

Es gibt nicht wenige Zeugnisse davon, dass berühmte Persönlichkeiten unter Depressionen, Sorgen und überwältigender Furcht litten, so etwa Johann Wolfgang von Goethe, Ludwig van Beethoven, Franz Kafka, Audrey Hepburn, Winston Churchill, Abraham Lincoln, Charlie Chaplin oder Willy Brandt. Einige von ihnen nahmen sich sogar das Leben wie Heinrich von Kleist, Ernest Hemingway oder Virginia Woolf.

In den Anfängen der Psychologie wurde das, was wir heute unter dem Begriff Depression kennen, noch als Melancholie bezeichnet. Erst durch die moderne Psychotherapieforschung wurde es möglich, verschiedene Formen und Ausprägungen von Depression zu unterscheiden und entsprechend differenzierte Behandlungsmethoden zu entwickeln.

Die Standardbehandlung ist heutzutage die Gabe von Antidepressiva oder eine Psychotherapie, je nach Schwere und Ausprägung der Depression auch eine Kombination aus beidem. Vielen Menschen kann mit Antidepressiva in der akuten Phase geholfen werden, diese Mittel haben allerdings den Nachteil der Nebenwirkungen. Und wenn Sie sie nach einer Weile absetzen wollen, ist die Gefahr eines Rückfalls sehr groß.

Als psychotherapeutische Methoden stehen eine Reihe von Verfahren zur Verfügung, die vielen Betroffenen gute Erfolge bringen: z. B. die Interpersonelle Therapie, die Kognitive Verhaltenstherapie oder die Psychodynamische Kurzzeittherapie. Aber auch nach einer erfolgten psychotherapeutischen Behandlung bleiben oft noch Restsymptome vorhanden.

Nach und nach hat man durch die Psychotherapieforschung festgestellt, dass Betroffene, die einmal an einer Depression erkrankt sind, ein sehr hohes Rückfallrisiko haben (siehe voriges Kapitel) und dass sich die Häufigkeit mit zunehmender Anzahl der Episoden erhöht. Das, was vielleicht anfangs eine Anpassungsreaktion an eine schwierige Lebenssituation war, verselbstständigt sich und wird zu einer automatischen, unbewussten Reaktionsweise selbst schon bei kleinen Veränderungen auf körperlicher oder emotional-kognitiver Ebene. Für genau dieses Problem wurde die MBCT-Methode entwickelt. Wie kommt es nun zu diesem hohen Rückfallrisiko und welche Automatismen begünstigen eine erneute depressive Phase, wenn jemand schon ein oder mehrere Male darunter gelitten hat?

Was die Depression aufrechterhält und vertieft

Der Meister hatte mit seinen jungen Schülern einen Ausflug gemacht. Zur Rast setzten sie sich an das Ufer eines Flusses, das steil hinabging. Einer der Schüler fragte: »Sag, Herr, wenn ich nun abrutschen würde und in den Fluss falle, müsste ich dann ertrinken?« »Nein«, antwortete der Meister. »Du ertrinkst nicht, wenn du in den Fluss fällst – du ertrinkst nur dann, wenn du drinbleibst.«

ANTHONY DE MELLO,
GIB DEINER SEELE ZEIT

Forscher, die sich mit der Frage beschäftigten, was eine Depression aufrechterhält und vertieft, haben herausgefunden, dass es einen Unterschied in der Verarbeitung von negativen Gefühlen oder Stimmungen gibt bei Menschen mit einer Depression in der Vorgeschichte im Vergleich zu denen, die niemals in ihrem Leben depressiv gewesen sind. Man könnte das vielleicht vergleichen mit den beiden Möglichkeiten, von denen in der obigen Geschichte die Rede ist: in den Fluss fallen und herauskrabbeln oder in den Fluss fallen und drinbleiben. Offenbar entsteht in einer depressiven Phase, die ja geprägt ist von dunklen Gedanken und destruktiven Gefühlen, im Gehirn eine Verbindung zwischen diesen Gedanken und Gefühlen. Dies führt dazu, dass in einer späteren Situation eine ganz normale Traurigkeit negative Gedanken auslösen kann, die sich dann in der Folge verselbstständigen und die negative Stimmung verstärken.

Wie läuft dies ab?

Monika berichtete im Vorgespräch:

Als ich zum ersten Mal depressiv war, konnte ich mir das noch erklären. Ich habe damals meine Arbeit verloren und gleichzeitig ist meine Mutter gestorben. Ich hing sehr an ihr und obwohl sie alt und ihr Tod eigentlich für sie eine Erlösung war, bin ich in ein tiefes Loch gefallen. Ich machte mir Vorwürfe, dass ich sie nicht gut genug begleitet habe, und fragte mich immer wieder, ob sie sich wohl durch mich alleingelassen gefühlt hat. Da ich keine Geschwister habe, fühlte ich mich sehr verantwortlich und war lange niedergeschlagen und bedrückt. Dann fand ich einen neuen Job und richtete mich wieder neu im Leben ein. Manchmal fand ich es sogar befreiend, dass ich mich nicht mehr um meine Mutter kümmern musste und so viel mehr Zeit für mich und meine Familie hatte. Der neue Job war auch ganz schön stressig. Zwei Jahre später bekam ich eine neue Kollegin, die sehr dominant war. Ich freute mich einerseits, da ich nun das Gefühl hatte, vielleicht auf der Arbeit Entlastung zu bekommen, andererseits entstand keine gute Beziehung zu ihr und ich ging zunehmend ungerne zur Arbeit.

Eines Morgens wachte ich auf und fühlte mich niedergeschlagen, war den ganzen Tag schlecht gelaunt und fragte mich, was mit mir los ist. Ich müsste doch eigentlich zufrieden sein, denn ich führte eine gute Ehe und mein Job war auch befriedigend. Dass nun eine neue Kollegin ins Team kam, konnte mich doch nicht so sehr belasten. Das bedeutete ja auch Entlastung für mich. Ich quälte mich in den folgenden Tagen morgens mehr recht als schlecht aus dem Bett und bewältigte meine Tage nur mit Mühe. Ich funktionierte, so wie ich es gewohnt war, niemand sollte mir etwas anmerken, ich würde das schon schaffen. Wenn mir leise Zweifel kamen, ob es nicht anders ginge und ich vielleicht doch Hilfe brauchte, dann fand ich irgendeine Aufgabe, mit der ich mich von mir selbst ablenkte.

Das habe ich eine ganze Weile durchgehalten, mich immer mehr zurückgezogen und nur noch meine Arbeit erledigt. Ich traf mich nicht mehr mit Freunden und auch mein Mann hat mich nicht mehr wirklich erreicht. Eigentlich bin ich innerlich immer mehr abgestorben. Das war schlimm, aber fühlen wollte ich auch nicht. Erst als mein

Mann mir die Pistole auf die Brust gesetzt hat, bin ich zum Arzt gegangen und habe mich krankschreiben lassen. Die Psychotherapie hat mich schon einen ganzen Schritt weiter gebracht. Jetzt möchte ich hier noch etwas dazulernen, was mir hilft, zu erkennen, wann es mir wieder schlechter geht und was ich dann tun kann. «

An Monikas Beispiel wird deutlich, wie vielschichtig die Erfahrung in einer depressiven Episode ist. Der Auslöser mag eine mehr oder weniger deutlich erkennbare Verlusterfahrung sein, die das Leben aus den Fugen geraten lässt. Wir verlieren vielleicht einen geliebten Menschen durch Krankheit oder Tod, oder aber wir werden von jemandem verlassen oder hintergangen, der uns etwas bedeutet hat. Wir verlieren unsere Arbeit und dadurch neben der finanziellen Sicherheit auch soziales Ansehen, Anerkennung und Wertschätzung. Eventuell ist der Verlust noch subtiler und wir nehmen ihn nicht als Verlusterfahrung wahr, wie Monika, die auf der Arbeit die Anerkennung ihres Chefs mit der neuen Kollegin teilen musste.

Was auch immer der Auslöser für Niedergeschlagenheit, Traurigkeit und Verzweiflung sein mag, dies sind zunächst einmal ganz normale Erfahrungen, die Menschen machen. So unangenehm sie auch sind und so gerne wir sie auch vermeiden würden: Widrigkeiten, Verlusterfahrungen und Niederlagen sind Teil der menschlichen Erfahrung. Und in solchen Phasen unseres Lebens werden – auch das ist menschlich und völlig normal – heftige Emotionen, negative Gedanken, Sorgen, Ängste und Zweifel ausgelöst, oft einhergehend mit körperlichem Unbehagen, Schmerzen und Veränderungen in unseren Verhaltensweisen. Wenn wir in der Kindheit oder Jugend schon einmal ähnliche Erfahrungen gemacht haben oder von unseren Eltern vernachlässigt wurden, können die damit verbundenen Enttäuschungsgefühle und seelischen Verletzungen reaktiviert werden, was das emotionale Erleben noch verstärkt und bewirkt, dass alte Verhaltensmuster zum Tragen kommen.

An dieser Stelle kann eine emotionale Abwärtsspirale beginnen.

Wie Achtsamkeit hilft, mit den Erfahrungen in der Depression hilfreich umzugehen

Wir haben als Menschen den natürlichen und berechtigten Wunsch, glücklich zu sein und zu bleiben. Wenn nun in unserem Leben eine Erschütterung passiert, die wir nicht erwartet haben, die wir nicht wollen und mit der wir hadern, dann kommt es in der Folge zur Verstärkung der sowieso schon negativen Gedanken und Gefühle. Ohne dass es uns bewusst wird, verursachen die negativen Gedanken dann körperliche Anspannung, innere Unruhe, möglicherweise Schmerzen und in der Folge Erschöpfungszustände. Diese körperlichen Veränderungen »beweisen« uns aus unserer Perspektive, dass es wirklich so ist, dass wir einen wahren Grund haben, verzweifelt und niedergeschlagen zu sein, was sich dann wiederum auch auf unsere Gedanken auswirkt: »Ich bin eine Versagerin, bei mir klappt nichts wirklich gut im Leben.«

Wir strengen uns mehr und mehr an, diesen Zustand zu bekämpfen, was aber nur dazu führt, dass die Erschöpfung größer wird und die dunklen, hinterfragenden Gedanken sich zu einer quälenden Mühle von weiteren Versagensgefühlen und bleierner Schwere auswachsen. Wir ziehen uns in der Folge immer mehr aus den sozialen Kontakten zurück, sehen uns als eine Belastung für andere und wollen uns ihnen nicht zumuten. Die Lustlosigkeit und Erschöpfung führen dazu, dass wir morgens nicht aus dem Bett kommen, und dann denken wir: »Es ist doch klar, mit mir ist nichts mehr los. Ich bin ein Looser.« Und diese Gedanken machen uns müde und schwer und veranlassen uns, im Bett zu bleiben, was den scheinbaren Wahrheitsgehalt der Gedanken über uns selbst bestärkt. Das nennen Psychologen auch den *depressiven Aufschaukelungsprozess.*

Die Beschreibung macht einmal mehr deutlich, wie eng Gefühle, Gedanken, körperliche Empfindungen und Verhaltensweisen miteinander verwoben sind und alle zusammen und auch einzelne Komponenten dazu führen können, dass wir immer tiefer in das depressive Erleben hineingeraten, wenn wir uns davon nicht auf irgendeine Weise lösen können. Und je mehr wir dagegen zu tun versuchen, desto tiefer rutschen wir hinein, als seien wir in Treibsand geraten. Es ist ein Zusammenspiel, nicht eine einzelne Ursache, die die Depression aufrechterhält und vertieft.

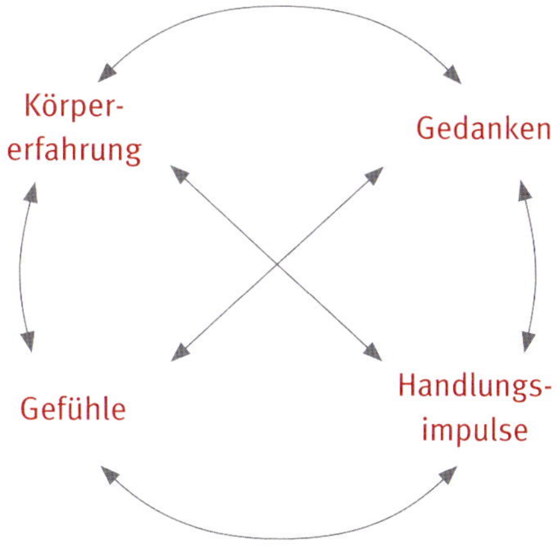

Die Aspekte unseres Erlebens beeinflussen einander und können so eine Depression verstärken.

Ausgangspunkt ist häufig, dass wir das, was uns im Leben an Schwierigem widerfährt, nicht haben wollen, weil es uns aus der Bahn wirft oder weil wir uns den Lauf der Dinge ganz anders vorgestellt haben. Wenn wir dann noch in unserer Widerstandsfähigkeit geschwächt sind, kann sich eine Depression entwickeln. Wie wir mit ungewollten Erfahrungen umgehen und mit unseren inneren Reaktionen darauf, macht den entscheidenden Unterschied. An dieser Stelle kann uns der Weg der Achtsamkeit viel Hilfreiches lehren. Oder wie es ein Meditationslehrer einmal ausdrückte: Es ist nicht aussichtslos. Wir können die Art und Weise ändern, wie wir unsere Probleme betrachten.

FASSEN WIR NOCH EINMAL ZUSAMMEN:

› Depression ist kein persönliches Versagen.
› Die Depression kann eine Anpassungsreaktion auf die Widrigkeiten des Lebens sein.
› Der Auslöser für die erste Depression ist nicht selten eine Verlusterfahrung oder ein anderes schwieriges Lebensereignis.
› Depressives Erleben geht einher mit einer Kaskade von intensiven Emotionen, Ängsten, sorgenvollen Gedanken, körperlichen Veränderungen sowie Verhaltensänderungen.
› Solche unangenehmen Erfahrungen nicht haben zu wollen, ist eine natürliche Reaktion, setzt aber einen inneren Kampf in Gang, den wir nicht gewinnen können.
› Wenn negative Gedanken und Gefühle immer stärker werden, kann sich aus der Reaktion auf die schwierige Lebenserfahrung eine Depression entwickeln.
› Die Depression wird aufrechterhalten durch das Zusammenspiel von Gefühlen, Gedanken, Körperreaktionen und Handlungsimpulsen, die sich gegenseitig verstärken.
› Es entsteht eine Abwärtsspirale, die auch als depressiver Aufschaukelungsprozess bekannt ist und sich anfühlt, als gerate man in Treibsand.
› Zwischen den Gedanken, Gefühlen, Körperreaktionen und Verhaltensweisen entstehen mit der Zeit Verbindungen auf der Ebene des Nervensystems.
› Die Depression wird von Mal zu Mal durch immer kleinere Auslöser verursacht, die meist gar nicht als solche wahrgenommen werden.
› Am Ende fühlen wir uns ausgeliefert und machtlos, etwas an unserer Situation ändern zu können. Die Versuche, dagegen anzukämpfen, schlagen fehl.

Es sind also drei Hauptkomponenten, die einen depressiven Rückfall begünstigen können:

- Frühwarnsymptome nicht erkennen.
- Vermeidung von unangenehmen Gedanken und Gefühlen.
- Konzentration auf das Denken und Grübeln, das sich hinterfragend mit der Vergangenheit oder sorgenvoll mit der Zukunft beschäftigt.

Wie wir gesehen haben, ist der Versuch, unangenehme Erfahrungen und Empfindungen möglichst schnell wieder loswerden zu wollen, sehr verständlich. Er führt uns aber offenbar nicht in die richtige Richtung. Wenn das so ist, dann müssen wir nach anderen Wegen suchen.

Es ist möglich, sich aus dem Leid der Depression zu lösen, aber dazu müssen wir eine andere Perspektive entwickeln, eine andere Sichtweise, mit der wir unsere Probleme betrachten. Wir können uns von dem Joch der chronischen Unzufriedenheit befreien und diese Freiheit liegt in unserem eigenen Inneren, unserem eigenen Geist und in der Art, wie wir uns auf unsere Erfahrungen beziehen. Dies ist möglich durch die Haltung und die Methode der Achtsamkeit und der freundlichen Präsenz, die in diesem Buch vorgestellt wird.

Mit diesem Weg betreten Sie vielleicht Neuland und manches wird Ihnen zu Anfang ungewohnt und fremd erscheinen. Vielleicht kommt Ihnen einiges aber auch vertraut vor und Sie haben aufgrund einer Krise den Zugang dazu verloren. Aber möglicherweise haben Sie auch das Gefühl, nach Hause zu kommen, bei sich selbst anzukommen, wenn Sie sich auf diesen Weg der Achtsamkeit und Freundlichkeit zu sich selbst einlassen. Genau das wünsche ich Ihnen: dass Sie, wie so viele andere Menschen vor Ihnen, wieder bei sich selbst ankommen und sich mit sich selbst (wieder) zu Hause fühlen können.

Hierzu ist manchmal viel weniger nötig, als wir denken. Dies kommt in der folgenden Geschichte schön zum Ausdruck.

»Das Glück ist ein Schmetterling«, sagte der Meister. »Jage ihm nach und er entwischt dir. Setze dich hin, und er lässt sich auf deiner Schulter nieder.«
»Was soll ich also tun, um das Glück zu erlangen?«, fragte der Schüler.
»Hör auf, hinter ihm her zu sein.«
»Aber gibt es nichts, was ich tun kann?«
»Du könntest versuchen, dich ruhig hinzusetzen, wenn du es wagst.«

ANTHONY DE MELLO,
GIB DEINER SEELE ZEIT

5 Schritte in die Freiheit

Die Depression ist gleich einer Dame in Schwarz.
Tritt sie auf, so weise sie nicht ab,
sondern bitte sie als Gast zu Tisch
und höre, was sie zu sagen hat.

Dieses Zitat habe ich in einem Buch des Schweizer Psychiaters Daniel Hell gefunden. Die ursprüngliche Quelle ist nicht hundertprozentig gesichert, doch der Ausspruch wird dem berühmten Psychologen und Psychiater Carl Gustav Jung zugeschrieben. Er drückt die Haltung aus, mit der wir uns im Rahmen des Achtsamkeitsansatzes dem Thema Depression, ängstliche Stimmung und negative Selbstgespräche zuwenden und einen hilfreichen Umgang damit finden können: eine Haltung der Neugier, der Hinwendung und des Erforschens, die Haltung eines Gastgebers, der seine Gäste begrüßt.

Das mag im ersten Moment völlig kontraintuitiv wirken, denn wir wollen die schwierige Stimmung ja hinter uns lassen. Doch dic Tür vor dem ungebetenen Gast zuzuhalten kostet enorm viel Energie und führt ja auch nicht dazu, dass er sich verabschieden würde. Ihn kennenzulernen ist langfristig die sinnvollere Herangehensweise.

Wie Sie mit dem Üben von Achtsamkeit beginnen können

Mit Achtsamkeit können wir die Strukturen in unserem Geist erforschen, die dazu führen, dass wir in eine Depression abgleiten. Wir machen uns auf den Weg, Experte oder Expertin zu werden für die *Architektur unseres Geistes*. Wir finden die Mechanismen heraus, die uns schaden. So können wir etwa durch die achtsame Wahrnehmung unserer Gedanken erkennen: »Ah, das ist jetzt Grübeln. Die Gedanken färben sich gerade negativ, es sind die alten Muster, die ich schon kenne.« Wir halten inne, atmen und erkennen an, was gerade vor sich geht. Aus dieser inneren Haltung heraus, die mitfühlend und freundlich ist, weil wir mittlerweile wissen, dass wir gegen diese alten Muster nicht verzweifelt ankämpfen brauchen, dass sie immer wieder auftreten, treffen wir dann eine *weise* Entscheidung, was nun am besten zu tun ist. Mit welchen Schritten das gelingen kann, darauf gehe ich in Kapitel 6 ein, wenn ich die einzelnen Stunden des Acht-Wochen Kurses beschreibe. Zunächst möchte ich Ihnen vorstellen, was die Haltung der Achtsamkeit beinhaltet und wie Sie mit dem Üben beginnen können.

Wenn Sie mögen, tun Sie dies auf eine ganz praktische Weise, indem Sie sich achtsam Ihres Atems bewusst werden. Sie können die folgende Übungsanleitung durchlesen und sie dann für einige Minuten selbst praktizieren.

Eine solche kurze Übung können Sie, ebenso wie die Praxis des *Innehaltens,* die ich Ihnen in Kapitel 2 vorgestellt habe, immer wieder in Ihren Tag einbauen, um sich für einen Moment auf sich selbst und den Atem zu besinnen. Diese Übung können Sie im Sitzen praktizieren, aber auch beim Stehen, Gehen oder im Liegen. Sie hilft, die Konzentrationsfähigkeit zu stärken.

Die drei grundlegenden Aspekte der Übung der Achtsamkeit:

- bewusste Wahrnehmung
- der gegenwärtigen Erfahrung
- mit einer Haltung der Akzeptanz

ÜBUNGSANLEITUNG

Achtsamkeit auf den Atem: Im Hier und Jetzt sein

Setzen Sie sich für diese kurze Übung aufrecht und bequem hin, sodass Ihre Körperhaltung Würde und Offenheit zum Ausdruck bringt. Dann richten Sie Ihre Aufmerksamkeit auf den Atem und erforschen Sie die Empfindungen, die der Atem im Körper auslöst.

Vielleicht spüren Sie den Atem im Bereich des Bauches. Das Heben und Senken der Bauchdecke, während Sie ein- und ausatmen.

Vielleicht spüren Sie den Atem mehr im Oberkörper, indem Sie wahrnehmen, wie die Rippen und Lungen sich mit jedem Atemzyklus bewegen.

Oder vielleicht spüren Sie den Atem am deutlichsten am Eingang zum Nasenloch oder an einem anderen Ort im Körper, z. B. im Rücken.

Spüren Sie, welche Empfindungen mit jedem Einatmen und jedem Ausatmen einhergehen. Es gibt dabei keine richtigen oder falschen Empfindungen. Spüren Sie bewusst, wie der Atem in den Körper einströmt und wieder ausströmt. Spüren Sie die Atembewegung und überlassen Sie den Atem einfach sich selbst. Bleiben Sie ganz bei dieser körperlichen Erfahrung.

Wie Wellen am Meer, so folgt die Einatmung auf die Ausatmung, und zwischen beidem gibt es eine kleine Pause. Die Einatmung kommt und geht, die Ausatmung kommt und geht, jeder Atemzug ist neu und unwiederbringlich. Lassen Sie den Atem so, wie er nun gerade ist, und verweilen Sie einige Augenblicke dabei – solange Sie mögen.

Was haben wir in dieser kurzen Achtsamkeitsübung gemacht?

Wir haben die Aufmerksamkeit auf einen bestimmten Aspekt der Erfahrung gerichtet, in diesem Fall auf den Atem. Wir haben gespürt, was im gegenwärtigen Augenblick gerade vor sich geht, waren also mit unserer bewussten Wahrnehmung auf die Hier-und-Jetzt-Erfahrung ausgerichtet. Und wir haben dies getan, ohne den Atem zu bewerten oder ihn verändern zu wollen.

Diese Haltung nennt man auch *Forschergeist* oder *Anfängergeist*: ein mentales Prinzip, das gekennzeichnet ist von Offenheit und Neugier.

Sich das Leben wieder zurückerobern

Achtsam sein heißt
wach werden für das,
was unsere Sinne uns erzählen.

SARAH SILVERTON

Achtsamkeit ist die bewusste Aufmerksamkeitslenkung auf das Hier und Jetzt, ohne die Erfahrung zu bewerten oder vorschnell zu beurteilen.

- Die Übung der Achtsamkeit beinhaltet eine bewusste Lenkung der Aufmerksamkeit auf die Erfahrung des gegenwärtigen Augenblicks.
- Dabei sind die Objekte der Aufmerksamkeit der Atem, Körperempfindungen, Geräusche, Gedanken sowie Gefühle.
- Wir nehmen eine nicht-urteilende, akzeptierende und neugierige Haltung der Erfahrung gegenüber ein.
- Wir können durch die Praxis des achtsamen Gewahrseins lernen, den fortlaufenden Strom von Phänomenen im Geist bewusst zu beobachten und das Kommen und Gehen sowie die Vergänglichkeit aller Erfahrungen direkt zu erleben. Das hilft uns zu erkennen, dass Gedanken und Gefühle flüchtiger sind, als wir meinen, und wir Gedanken und Gefühle *haben,* aber nicht diese Gedanken und Gefühle *sind.*

Die in diesem Buch vorgestellten Übungen der Achtsamkeit haben ihren Ursprung in kontemplativen Traditionen, bei denen der Praxis der Meditation, der Entwicklung von Weisheit und Mitgefühl sowie der Ausrichtung auf eine gesunde, ethische Lebensführung eine besondere Rolle zukommt. Zu diesem Zweck beschäftigen sich diese Übungswege damit, wie man hilfreich mit Gedanken, Gefühlen, Körperempfindungen und Handlungsimpulsen umgehen kann, den vier wichtigen Ebenen unserer menschlichen Erfahrung, die die Wahrnehmung der Welt und unser Wohlbefinden bestimmen.

Eine achtsame Haltung ist also dadurch geprägt, dass wir weder über unsere Erfahrung (insbesondere, wenn sie unangenehm ist) nachgrübeln noch dass wir uns ablenken und sie zu vermeiden versuchen. Stattdessen üben wir uns darin, jeder Erfahrung im Moment ihres Entstehens und während der gesamten Dauer eine freundliche, neugierige Haltung gegenüber zu entwickeln und sie bewusst zu erleben. Auch bei einer angenehmen Erfahrung gilt das gleiche Prinzip: Wir versuchen nicht, sie zu verlängern oder festzuhalten, sondern sie nur interessiert zu beobachten.

Durch Achtsamkeit erfahren wir die Dinge wieder unmittelbarer durch unsere Sinne und dadurch verbinden wir uns mit der körperlichen Erfahrung, denn ohne den Körper ist keine Sinneserfahrung möglich, ohne den Körper können wir diese Welt gar nicht erleben.

Zugleich gibt uns unser Körper auch ständig Rückmeldung über unsere Befindlichkeit und unsere Bedürfnisse. Hierzu die Stimme einer Teilnehmerin:

» Durch die Achtsamkeit habe ich meinen Körper wieder (oder neu) spüren gelernt. Heute kommt es vor, dass ich, wenn ich mich in einer Situation mies fühle, in mich hineinspüre – und dann feststelle, dass es weniger die Situation ist, um die es geht, als ganz schlicht um den Punkt, dass ich Hunger habe. Oder müde bin und eine Pause brauche oder etwas zu trinken. Das mag banal klingen, ist für mich aber ein echter Zugewinn, weil vorher meine Körperempfindungen, Gedanken und Gefühle sich eigentlich nur zusammengemengt haben. Dies dann gerne mit dem Ergebnis, dass es mir wieder schlecht ging. «

Achtsamkeit bringt uns wieder in Kontakt mit der lebendigen Erfahrung des gegenwärtigen Moments, ganz neu und ganz frisch in jedem Augenblick unseres Lebens. Achtsamkeit bedeutet also nicht, wie es manchmal befürchtet und missverstanden wird, dass wir noch mehr auf alles achten. Sie könnten z. B. denken: »Ich beschäftige mich nun schon über Wochen täglich mit meiner Befindlichkeit, ich weiß genau, wenn sich meine Stimmung verschlechtert, ich drehe mich ständig nur um mich selbst, sodass ich schon kaum noch Freunde habe. Nun soll ich noch achtsamer werden und mehr auf alles achten. Was sollte mir das denn bringen?«

Wenn es so wäre, hätten Sie Recht. **Es geht bei der Praxis der Achtsamkeit allerdings darum, *wie* wir auf die Dinge achten, nicht dass wir noch mehr auf sie achten und uns dabei womöglich, wie wir es gewohnt sind, noch mehr anstrengen. Achtsamkeit heißt, mit vollem Herzen und allen Sinnen auf die Dinge zu achten: offen, freundlich und interessiert, aber nicht reagierend.** Damit trainieren wir unseren Geist in der freundlichen Wahrnehmung der Erfahrung, so wie sie ist. Und gleichzeitig üben wir Gelassenheit allem gegenüber, was auftaucht. Damit können sich neue Türen öffnen und es entsteht eine gesunde Form der Distanz zu unserer Erfahrung in dem Sinne, dass wir nicht mehr so stark damit identifiziert sind und freier damit umgehen können.

Wenn Sie mögen, lade ich Sie an dieser Stelle zu einem kleinen Experiment ein. Probieren Sie für einige Minuten die folgende Übung aus.

ÜBUNGSANLEITUNG

Achtsamkeit auf die Sinneserfahrung des Hörens

Ankommen beim Körper

Setzen Sie sich bitte in eine bequeme, aufrechte Haltung (auf einem Stuhl oder auch auf dem Boden auf einem Kissen), die Sie dabei unterstützt, für die nächsten Minuten ganz wach und aufmerksam zu sein. Machen Sie sich bewusst, wie Ihr Körper sich gerade anfühlt, nehmen Sie die Empfindungen in der Sitzhaltung wahr. Spüren Sie die Füße, wie sie mit ganzer Sohle auf dem Boden stehen (wenn Sie auf einem Stuhl sitzen) – die Kontaktstellen mit der Erde. Nehmen Sie die Lage der Beine wahr, die Oberschenkel, das Gesäß, den Rücken und die Empfindungen an den Stellen, an denen der Körper Kontakt hat mit dem Stuhl oder Sessel oder worauf auch immer Sie sitzen.

Bleiben Sie für einige Augenblicke so gut es geht bei dieser Wahrnehmung des Körpers. Wenn es für Sie angenehm möglich ist, dann schließen Sie die Augen. Wenn Sie sie offen lassen, dann schauen Sie sanft vor sich auf den Boden und lassen Sie den Blick mit leicht gesenkten Lidern dort ruhen. Bleiben Sie ruhig sitzen und nehmen Sie den Körper wahr.

Wenn Ihre Gedanken einmal abschweifen, was leicht passieren kann, dann kommen Sie ohne langes Zögern mit Freundlichkeit und Offenheit ganz bewusst wieder zur Wahrnehmung des Körpers zurück.

Sammlung beim Atem

Nun verändern Sie den Fokus der Aufmerksamkeit und werden Sie sich bewusst, dass der Körper atmet. Nehmen Sie von Moment zu Moment das Kommen und Gehen der Atemzüge wahr. Das Einatmen folgt auf das Ausatmen und das Ausatmen folgt auf das Einatmen. Vielleicht spüren Sie das Heben und Senken von Bauchdecke und Brustkorb oder Sie spüren die Atembewegung an anderen Stellen im Körper.

Der Atem ist wie die Wellen am Meer – sie kommen und gehen – kommen und gehen. Bleiben Sie einige Momente ganz und gar bei der Erfahrung der Atmung im Körper.

Ausdehnen auf die Geräusche

Im nächsten Schritt lassen Sie die Wahrnehmung des Körpers und der Atmung etwas in den Hintergrund treten und seien Sie sich der Geräusche bewusst, die Sie gerade jetzt in diesem Augenblick hören: die Sinneserfahrung des Hörens.

Wenn Sie sich der Geräusche oder der Klänge in Ihrem Umfeld bewusst werden, dann hören Sie nur zu. Lauschen Sie. Lassen Sie die Töne an Ihr Ohr kommen, suchen Sie nicht nach ihnen.

Nur Hören und das Geräusch erforschen – die Länge, die Lautstärke. Manche Töne sind eher flüchtig, andere laut und deutlich.

So gut es geht, registrieren Sie die Geräusche, ohne sie zu benennen oder zu bewerten. Es können Geräusche sein aus dem Inneren Ihres Körpers oder von außen, Geräusche im Zimmer oder Geräusche außerhalb davon.

Und vielleicht können Sie auch den Raum erforschen zwischen den Geräuschen und die Stille wahrnehmen.

Nehmen Sie die Klänge wahr, ohne zu beurteilen, ob Sie sie mögen oder nicht. Der Körper ist wie ein Mikrophon, welches die Geräusche aufnimmt, gleichgültig wie sie beschaffen sind und von wo sie kommen.

Die reine Sinneserfahrung des Hörens – bleiben Sie, so lange Sie mögen, bei dieser Wahrnehmung. Dann beenden Sie die Übung und lenken den Fokus der Aufmerksamkeit wieder auf die gesamte äußere Umgebung.

Es gibt ganz unterschiedliche Erfahrungen, die Sie jetzt vielleicht gemacht haben. Mag sein, dass Sie wahrgenommen haben, dass das bewusste Hören der Geräusche eine entspannende Wirkung auf Sie hat. Vielleicht ist Ihnen deutlich geworden, wie viele Geräusche in einem Moment gleichzeitig auf uns einströmen, wie reichhaltig der einzelne Augenblick ist. Mag sein, dass Ihnen bewusst geworden ist, dass Geräusche flüchtig sind, sie kommen und gehen wie der Atem. Es kann auch sein, dass Sie bemerkt haben, dass Sie manche Geräusche mögen und andere nicht und dass dieses Urteil automatisch in Ihnen aufgetaucht ist, ohne dass Sie sich dafür entscheiden konnten. Wenn Ihnen dies aufgefallen ist, dann haben Sie eine sehr wichtige Eigenschaft des Geistes erfahren, nämlich das fortwährende Benennen und Beurteilen von Erfahrungen. Wir machen nicht einfach eine Erfahrung, sondern wir geben ihr auch unmittelbar eine Bedeutung, kategorisieren und bewerten sie. Danach entscheidet sich, ob wir sie mögen oder nicht mögen, und dies bestimmt, wie wir weiter damit umgehen.

Mögen wir etwas, wollen wir es festhalten und vergrößern. Mögen wir etwas nicht, wollen wir es so schnell wie möglich wieder loswerden. Diese Prozesse sind Automatismen, auf die wir normalerweise keinen Einfluss haben, die aber ihrerseits einen Einfluss darauf haben, wie wir uns fühlen. Dies ist für uns alle so, wenn Sie aber bereits eine oder mehrere depressive Phasen durchlebt haben, schnell zu negativen Gedanken über sich selbst neigen oder durch eine Angststörung in der Vorgeschichte belastet sind, kann dies eine sehr entscheidende Stelle sein, an der die Weichen dafür gestellt werden, wie es mit Ihrer Stimmung weitergeht. **Bewerten Sie eine Erfahrung als unangenehm oder ungewollt, kann sich schnell und unbemerkt Widerstand und dann in Folge der negative Aufschaukelungsprozess, von dem wir bereits gesprochen haben, entspinnen und die Stimmung rutscht in den Keller, ohne dass Sie wissen warum.**

Achtsamkeit versetzt uns in die Lage, diese Strukturen und Mechanismen zu erkennen, und damit gewinnen wir Einfluss und Entscheidungsfreiheit. Dies ist ein Grund, warum es so wichtig und hilfreich ist, Achtsamkeit und Bewusstheit in Ihr Leben einzuladen und durch beständige Übung zu festigen. Denn nur, wenn Sie diese Mechanismen bemerken, wenn sie auftreten, können Sie etwas daran verändern.

Der Tun-Modus und der Sein-Modus

» Zu erfahren, dass Gedanken nur Gedanken sind und keine Tatsachen, war für mich die allerwichtigste Erkenntnis im Kurs. Früher haben in den schlechten Zeiten meine negativen Gedanken vollständig mein Leben und Tun bestimmt. Ich wachte morgens mit schlechten Gedanken über mich selbst auf und das hat meinen ganzen Tag ruiniert, weil ich mich davon nicht mehr lösen konnte. Es war für mich Realität, dass mit mir etwas nicht stimmt. Heute kann ich sagen: Ah, guten Morgen, liebe Gedanken. Da seid ihr ja wieder, ich kenne euch und ich weiß, dass ihr auch wieder vergeht. «

MARION, EINE KURSTEILNEHMERIN

Die Haltung der Achtsamkeit wird manchmal auch als Sein-Modus unseres Bewusstseins beschrieben. Dem gegenüber steht der Tun-Modus. In Bezug auf die Lösung von Problemen hat dieser Tun- oder Erledigungsmodus eine wichtige Überlebensfunktion, im Umgang mit Emotionen kann er aber schädlich sein. Seine Hauptaufgaben sind, Probleme zu lösen und den Erfahrungen, die wir machen, eine Bedeutung zu geben, einen Sinn. Hierzu beschäftigt er sich mit der Kluft zwischen dem, wie wir denken, dass die Dinge sein sollten, und dem, wie sie wirklich sind.

Der Tun-Modus deckt auf, was fehlt, damit etwas unseren Vorstellungen entspricht, und was wir vermeiden müssen, damit wir unseren Zielzustand erreichen. Der Tun-Modus versucht, Probleme zu analysieren und zu lösen, Diskrepanzen aufzuheben und er ist veränderungsorientiert. Dies ist für unsere Alltagsangelegenheiten von unschätzbarem Wert und hat dazu geführt, dass wir wunderbare gesellschaftliche Errungenschaften entwickelt haben, die uns das Leben erleichtern.

Stellen Sie sich vor, Sie wollen von A nach B fahren, dann macht dieser Ansatz Sinn: Sie müssen wissen, wo Sie sind und wo Sie hinwollen, stellen also zunächst mal eine Diskrepanz fest und definieren den Zielzustand. Dann müssen Sie sich klar darüber sein, was Sie vermeiden müssen, nämlich, in die falsche Richtung zu fahren. Es ist gut, immer das Ziel im Auge zu behalten, um die Kluft zu verringern und schließlich an dem Ort anzukommen, an den Sie gelangen wollen. So können Sie das Problem lösen und dort ankommen, wo Sie hinmöchten.

Stellen Sie sich nun einmal vor, Sie verfahren so mit Ihren Gefühlen. Nehmen wir an, Sie gehen durch einen schönen Wald spazieren, es ist Herbst, die Sonne scheint und die Vögel zwitschern.

Sie stellen fest, dass Sie sich niedergeschlagen fühlen und traurig sind, obwohl Sie sich inmitten einer so wunderschönen Natur befinden. Alles ist ruhig, nur in Ihrem Inneren herrscht ein Unwetter. Automatisch wird nun der Tun-Modus anspringen mit der Frage: »Was ist mit mir nicht in Ordnung? Wieso fühle ich mich heute nur so, es ist doch wunderschön hier. Nur ich kann es wieder nicht genießen. Ich sollte eigentlich glücklich und zufrieden sein, wieso bin ich es nicht.« Dahinter wird dann oft noch ein anderes Thema reaktiviert, nämlich die Annahme, dass Ihr ganzes Leben nicht wirklich richtig läuft und dass Sie sich irgendwie schon immer schlecht gefühlt haben. Aus dieser Misere wollen Sie dann unbedingt einen Ausweg finden, was den Tun-Modus weiter anheizt. Möglicherweise begegnen Sie auf Ihrem Spaziergang auch noch anderen Menschen, die zufrieden aussehen und eine entspannte Unterhaltung führen, während Sie durch den Wald schlendern. Eine solche Begegnung kann leicht dazu führen, dass die Gedanken sich zuspitzen in Richtung: »Wieso bin ich nicht so glücklich wie dieses Paar? Warum lebe ich eigentlich alleine? Ich bin so einsam, niemand sollte sich so einsam fühlen. Ich wollte, ich könnte auch so glücklich sein, wie diese beiden.«

Sie haben in Ihrem Geist eine Diskrepanz erschaffen zwischen dem, wie Sie sich tatsächlich in diesem Moment fühlen, und der Wunschvorstellung darüber, wie Sie sich gerne fühlen würden oder wie Sie glauben, dass Sie sich fühlen sollten.

Ich möchte Sie bitten, sich dieses Szenario inklusive dem Satz: *du solltest dich besser fühlen* einmal vor Augen zu führen und sich zu fragen, was Sie empfinden, wenn Sie so denken und was mit Ihrer Stimmung passiert …

Genau. Sie werden sich noch schlechter fühlen, sobald Sie darüber nachgrübeln, warum Sie heute so schlecht gelaunt sind und was mit Ihnen nicht stimmt. Insbesondere, wenn Sie sich mit anderen Menschen vergleichen, wird das dazu führen, dass Ihre Stimmung noch mehr den Bach runtergeht. Sie kommen also auf diese Weise keinen Millimeter näher an Ihr Ziel heran, nämlich sich gut bzw. besser zu fühlen. Es führt Sie nicht in Richtung Glück und Zufriedenheit, wenn Sie versuchen, sich krampfhaft einen Weg aus dem Dilemma einer schlechten Stimmung »herauszudenken«.

Hier braucht es eine andere Weise des Umgangs damit. Die Idee, dass dieser gut ausgebildete und auf anderen Gebieten erfolgreiche Tun-Modus in der Lage sein müsste, all unsere Probleme zu lösen, auch die emotionalen, ist jedoch sehr verführerisch, und es ist nicht so einfach, sich davon zu befreien und etwas anderes auszuprobieren.

Die Funktion von Emotionen

Gefühle sind ein Teil unserer genetischen Grundausstattung und wichtiger Bestandteil eines guten sozialen Zusammenlebens. Gefühle haben Signalcharakter und geben uns Auskunft über unsere Befindlichkeit und wie es um unsere Grundbedürfnisse nach Sicherheit, Geborgenheit und Selbsterhaltung bestellt ist. Sie schützen uns vor Gefahren, helfen uns, Grenzen zu erkennen und Verluste zu verarbeiten, soziale Beziehungen befriedigend zu gestalten und Bindungen einzugehen. Auch geben sie uns die nötige Energie für Veränderungen in unserem Leben. Emotionen spüren wir im Körper und häufig drücken sie sich durch Körpersignale aus oder wir beschreiben sie durch eine körperbezogene Sprache: »Das ist mir auf den Magen geschlagen« oder »Das hat er sich zu Herzen genommen« oder »Ihm ist eine Laus über die Leber gelaufen«.

Unsere Grundgefühle sind Liebe, Freude, Trauer, Wut/Aggression, Angst und Ekel. Darüber hinaus gibt es noch eine ganze Palette von weiteren Gefühlsnuancen wie Neid, Verzweiflung, Hoffnungslosigkeit, Schuld- und Schamgefühle, um nur einige zu nennen. Die basalen Gefühle sind normalerweise darauf ausgerichtet, uns zu zeigen, ob unsere Bedürfnisse befriedigt sind, und um unser Überleben zu sichern. Deshalb haben sie auch die Eigenschaft, flüchtig zu sein und wieder zu vergehen, wenn sie ihren Zweck erfüllt haben. **Das Problem fängt dann an, wenn wir die Emotionen durch unsere Reaktionen darauf verlängern, festhalten und vertiefen, ohne dass wir es bewusst bemerken.**

Unser Gehirn unterscheidet nicht zwischen einer äußeren Bedrohung, wie z. B. einem Hund, der bellend auf Sie zukommt, und einem unangenehmen Gefühl, welches durch einen Streit mit einem Kollegen ausgelöst wurde. Sowohl bei physischer Bedrohung als auch bei als bedrohlich erlebten Gefühlen oder sogar einer bloß vorgestellten Bedrohung oder Herausforderung wie etwa einer mündlichen Prüfung, an die wir denken, reagiert das Gehirn über die Amygdala (Mandelkern) mit einer Alarmreaktion. Es werden Stresshormone ausgeschüttet und die ganze Kaskade der Stressreaktion in Gang gesetzt. Auf kognitiver Ebene setzt der Tun-Modus ein und versucht, als Teil der Fluchtreaktion, »das Problem der schlechten Stimmung« in den Griff zu bekommen.

So kann aus einem Gefühl der Traurigkeit, welches durch eine unangenehme oder ungewollte Situation im Leben ausgelöst wird, eine länger anhaltende Unzufriedenheit oder Niedergeschlagenheit und in der Folge eine depressive Verstimmung werden. Diese wird nicht selten auch dadurch aufrechterhalten und vertieft, dass wir darüber nachdenken (grübeln) und versuchen, eine Lösung für das Gefühl zu finden, um es zu vermeiden.

Der Psychotherapeut John Welwood schreibt dazu (Welwood 2010, S. 237): »Auf diese Weise wird etwas, was als ein flüssiges Gefühl begann, dicht, fest, schwer und zur Falle. Wenn man so gegen Gefühle reagiert – indem man Angst vor der Angst hat, sich über Ärger aufregt, deprimiert über Traurigkeit wird –, ist das viel schlimmer als das primäre Gefühl selbst, denn man wendet sich gegen sich selbst und fängt an, sich in emotionalen Kreisen zu bewegen.« Je häufiger Sie auf Ihre Gefühle mit diesen Mechanismen reagieren, desto stärker werden sie zu automatischen Reaktionstendenzen, wenn es Ihnen nicht gut geht, und sie verfestigen sich auf neuronaler Ebene, also in Gehirnstrukturen.

Es gibt in der buddhistischen Überlieferung die Metapher von den zwei Pfeilen. Der Buddha, der eher ein großer Psychologe denn ein Religionsstifter war, wollte damit zum Ausdruck bringen, dass es nicht unbedingt die Erfahrungen selbst sind, die unser Unglück verursachen, sondern unsere Reaktionen darauf, mit denen wir uns oft zusätzlich zu dem, was schwierig ist, selbst verletzen und das eigentliche Leid um ein Vielfaches vergrößern. Die Metapher besagt, dass es ganz normal ist, dass wir im Leben von Zeit zu Zeit Schwierigkeiten oder Leid erleben, dies wird verglichen mit einem Pfeil, der uns trifft. Wir verlieren etwas oder jemanden, werden krank oder sind sonst wie herausgefordert im Leben. Eigentlich wäre es hilfreich, wenn wir in einer solchen Situation mitfühlend und freundschaftlich mit uns umgehen könnten, denn das ist sicher das, was wir dann am meisten brauchen – Verständnis und Mitgefühl. Und dann sollten wir den Pfeil vorsichtig herausziehen. Doch viele von uns reagieren anders: Wir fragen uns, was wir falsch gemacht haben, wir hadern mit dem Schicksal, wir zweifeln unsere Kompetenzen an oder geben uns oder anderen die Schuld für diese Misere. Diese Reaktion wird verglichen mit einem zweiten Pfeil, mit dem wir uns dann zusätzlich verletzen.

Auch hier ist wieder der erste Schritt, dass wir innehalten und uns bewusst machen, dass wir gerade einen zweiten Pfeil auf uns selbst abfeuern, was uns helfen kann, aus diesem Teufelskreis auszusteigen. Achtsamkeit führt nicht unbedingt dazu, dass es keinen zweiten Pfeil mehr gibt, der Impuls dazu mag in uns weiter existieren. Ob wir ihn jedoch abfeuern, das ist die entscheidende Frage. Oder anders ausgedrückt: Von einem ersten Pfeil werden alle Menschen im Leben irgendwann einmal getroffen.

FASSEN WIR NOCH EINMAL ZUSAMMEN:

- Gefühle gehören zu unserer genetischen Grundausstattung.
- Gefühle kann man nicht lösen, Gefühle wollen gefühlt werden.
- Sie sind normalerweise nur von kurzer Dauer. Oft jedoch versuchen wir sie loszuwerden, was sie eher verstärkt.
- Unser Gehirn kann nicht unterscheiden zwischen einer realen Bedrohung und einer negativen inneren Verfassung, beides wird als Bedrohung erlebt.
- Wenn wir unangenehme oder ungewollte Gefühle erleben, schaltet unser Gehirn automatisch auf den Tun-Modus um und versucht, »das Problem« zu lösen.
- Dies ist eine Überlebensstrategie, die an sich nicht falsch ist.
- In Bezug auf den Umgang mit Gefühlen und Stimmungen hilft diese Überlebensstrategie uns aber nicht weiter.
- Wir können uns dieser Mechanismen bewusst werden. Dabei hilft es innezuhalten und sich klarzumachen, was gerade abläuft.
- Dann können wir eine bewusste Entscheidung treffen, wie wir weitermachen wollen.

Verluste, Probleme, Stress, Krankheit, Altern und Tod gehören zum Leben dazu. Der zweite Pfeil aber ist die eigene Reaktion auf diese Erfahrungen, und darauf können wir Einfluss nehmen.

Der Sein-Modus

Die Erkenntnis, was für uns gut ist und was in einer emotional schwierigen Situation eine heilsame Umgangsweise ist, können wir nur schwer auf der Ebene des Grübelns und Analysierens im Tun-Modus gewinnen. Hierzu steht uns eine andere Möglichkeit zur Verfügung: die Kraft des Sein-Modus, der Achtsamkeit und der freundlich-interessierten Hinwendung. Die Fähigkeit zur bewussten, achtsamen Wahrnehmung steht uns allen zur Verfügung, sie ist allerdings häufig verschüttet, in Vergessenheit geraten oder eben nicht trainiert worden.

Im Sein-Modus sind wir präsent im gegenwärtigen Augenblick, wir verbinden uns mit der direkten Erfahrung, wenn sie entsteht, und üben uns darin, sie so sein zu lassen, wie sie ist. Mark Williams, einer der Begründer von MBCT, sagt, der Sein-Modus ist das Gegenteil zu den Problemen, die der Tun-Modus erzeugt, wenn es um unsere Emotionen geht. Wichtig ist an dieser Stelle aber zu verstehen, dass es hier nicht um ein Entweder-oder geht, sondern um ein Sowohl-als-auch.

ÜBUNGSANLEITUNG

Die folgende Übung aus dem MBCT-Programm kann Sie darin unterstützen, in den Sein-Modus zu kommen, wann immer Sie das im Alltag für sinnvoll halten. Wenn Sie mögen, können Sie die Übung jetzt ausprobieren und die Wirkung erforschen.

Drei-Schritte-Atemraum
(Breathing Space)

1. Gegenwärtigkeit/Sich der gegenwärtigen Erfahrung bewusst werden

Setzen Sie sich bewusst in eine aufrechte und würdevolle Haltung, wo immer Sie sich jetzt gerade befinden. Sitzen Sie so, dass Sie aufmerksam wahrnehmen können, was gerade in Ihren Gedanken, Gefühlen und im Körper vor sich geht. Wenn möglich, schließen Sie Ihre Augen. Dann bringen Sie die Aufmerksamkeit so gut es geht zur Erfahrung des aktuellen Moments:
Welche körperlichen Empfindungen sind gerade spürbar? Gibt es Gedanken, die Sie bewusst wahrnehmen können, oder vielleicht eine Gedankenqualität wie ruhige Gedanken, aufgewühlte Gedanken, Schwarz-weiß-Gedanken etc. Und wie ist Ihre gefühlsmäßige Stimmung?
Erlauben Sie sich, einfach nur mit der Erfahrung zu sein – so wie sie gerade ist. Sie müssen nichts tun oder verändern, auch wenn das, was Sie erleben, ungewollt oder unangenehm ist.

2. Sammeln

Im zweiten Schritt bringen Sie nun die volle Aufmerksamkeit sanft zum Atem, zu jedem Einatmen und zu jedem Ausatmen. Spüren Sie die Körperempfindung, die dabei entsteht. Folgen Sie dem Atem und spüren Sie das Heben der Bauchdecke bei der Einatmung und das Senken bei der Ausatmung. Der Atem kann als Anker dienen, um Sie in die Gegenwart zurückzuholen, wenn die Gedanken wandern.
Bleiben Sie mit der Aufmerksamkeit für einige Momente so gut es geht sanft beim Atem.

3. Ausdehnen/Weiten

Im dritten Schritt dehnen Sie das Feld der Aufmerksamkeit vom Atem aus und spüren Sie den Körper als Ganzes. Dies schließt sowohl die Körperhaltung mit ein wie den Gesichtsausdruck. Bleiben Sie sanft und ohne etwas zu verändern einige Momente bei dieser Wahrnehmung. Sitzen und den Körper wahrnehmen in seiner Ganzheit.
Wenn Sie mögen, bringen Sie etwas von dieser Erfahrung der Sammlung und

Ganzheit mit in die nächsten Momente Ihres Alltags.
Und dann beenden Sie die Übung und öffnen Sie wieder die Augen, wenn Sie so weit sind.

KURZANLEITUNG

Drei-Schritte-Atemraum

Schritt 1: Gegenwärtigkeit

Die Aufmerksamkeit auf die gegenwärtige Erfahrung lenken – Körperempfindungen, Gefühle, Gedanken. Kann ich alles so lassen, wie es ist?

Schritt 2: Sammlung

Die ganze Aufmerksamkeit auf die Empfindungen des Atmens lenken.

Schritt 3: Ausdehnung/Weite

Den Fokus der Aufmerksamkeit vom Atem ausdehnen auf das Empfinden des ganzen Körpers, so wie er sich im Moment anfühlt. Die Körperhaltung spüren, den Kontakt zum Boden und für einige Momente in dieser Weite und Ganzheit verweilen.

Als Eselsbrücke können Sie sich die Form der Übung wie eine Sanduhr vorstellen: Weite – Enge – Weite

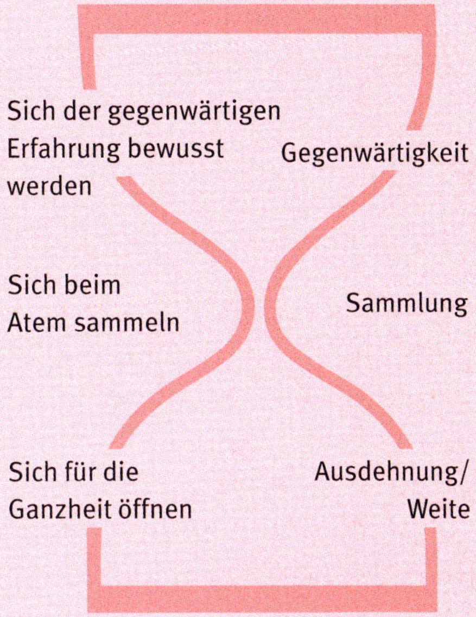

Mit der Übung Drei-Schritte-Atemraum können Sie im Alltag immer wieder umschalten vom Tun-Modus, mit dem Sie Ziele erreichen und Probleme lösen, in den Sein-Modus, der Ihnen hilft, bei sich anzukommen, sich zu sammeln und zu zentrieren.

Wir haben und brauchen beide Funktionsweisen unseres Bewusstseins, den Tun-Modus und den Sein-Modus. Mit Achtsamkeit lernen wir, flexibel zu werden, den inneren Modus zu erkennen, aus dem heraus wir gerade agieren, und auch bewusst von einem zum anderen umzuschalten, wenn es sinnvoll ist. Hierin liegt die Freiheit der Praxis der Achtsamkeit.

DER SEIN-MODUS HILFT UNS

- aus dem Grübeln herauszukommen und die Welt unmittelbar zu erfahren,
- eine lebendige Erfahrung des gegenwärtigen Augenblicks zu machen,
- zu erkennen, dass Gedanken geistige Ereignisse sind und keine Tatsachen,
- die vergängliche Natur von Gedanken und Gefühlen wahrzunehmen,
- herauszukommen aus einem Modus des Überlebens hin zu der Lebendigkeit, die uns allen innewohnt,
- die Frühwarnsymptome für Stimmungsveränderungen rechtzeitig wahrzunehmen und etwas für uns zu tun,
- Wärme und Mitgefühl uns selbst gegenüber zu entwickeln und
- die Welt und unsere Probleme aus einer anderen Perspektive zu betrachten.

Achtsamkeit lädt uns dazu ein, uns ganz auf den gegenwärtigen Augenblick einzulassen und die Schönheit und Fülle des Lebens (wieder) zu erleben, wie es in der folgenden Zen-Geschichte zum Ausdruck kommt.

Ein in der Meditation erfahrener Mann wurde einmal gefragt, warum er trotz seiner vielen Beschäftigungen immer so gesammelt sein könne.
Er sagte: »Wenn ich sitze, dann sitze ich. Wenn ich stehe, dann stehe ich. Wenn ich gehe, dann gehe ich. Wenn ich esse, dann esse ich. Wenn ich spreche, dann spreche ich.«
Da fielen ihm die Fragesteller ungeduldig ins Wort und sagten: Das tun wir auch, aber was machst du noch darüber hinaus?
Er antwortete: »Wenn ich sitze, dann sitze ich. Wenn ich stehe, dann stehe ich. Wenn ich gehe, dann gehe ich. Wenn ich esse, dann esse ich. Wenn ich spreche, dann spreche ich.«
Und wieder sagten die Leute: Das tun wir doch auch.
Er aber sagte zu ihnen: »Nein, das tut ihr nicht. Wenn ihr sitzt, dann steht ihr schon. Wenn ihr steht, dann geht ihr schon. Wenn ihr geht, dann seid ihr innerlich schon am Ziel.«

ÜBERLIEFERT

Schwierige Gefühle, Achtsamkeit und das Gehirn

Früher ging man davon aus, dass unser Nervensystem, wenn es sich einmal ausgebildet hat, statisch ist und sich nicht mehr verändert. Heute weiß man durch die moderne Hirnforschung und die Fortschritte in den Untersuchungsmethoden, dass dies nicht stimmt. Sowohl das Gehirn als auch die Nervenzellen können sich erneuern. Wenn bestimmte Hirnstrukturen ausfallen, können wir die verlorenen Fähigkeiten bis zu einem gewissen Grad wieder neu erlernen und benachbarte Nervenzellen kompensieren die Defizite und übernehmen Aufgaben der ausgefallenen Neuronen. Dieses Veränderungs- und Entwicklungspotenzial des Gehirns nennt man auch Neuroplastizität. Wie sich das Nervensystem entwickelt, hängt damit zusammen, wie wir das Gehirn benutzen. Alles, was wir üben, d.h. wiederholt tun, schlägt sich sowohl als funktionelle als auch als strukturelle Veränderung im Gehirn nieder. Über die Verstärkung vorhandener oder die Bildung neuer Synapsen kommt es zu Änderungen in der Verknüpfung der Neuronen. Man kann sich das vorstellen wie einen Trampelpfad, der zu Beginn noch kaum zu sehen ist. Je öfter er jedoch benützt wird, desto deutlicher ist er zu erkennen und desto öfter wird er eingeschlagen. So ist es auch mit dem Üben von Achtsamkeit.

Wie wir in Kapitel 3 zur aktuellen Studienlage über die Auswirkungen von Meditation gesehen haben, haben einige wissenschaftliche Untersuchungen gezeigt, dass sich sowohl die Funktion des Gehirns als auch seine Strukturen verändern und zwar vor allem in den Arealen, die für die Regulation von Emotionen und für unser Wohlbefinden zuständig sind. Dies führt dazu, dass wir mit schwierigen Situationen im Leben, die ja in der Regel intensive Gefühle wie Angst, Wut oder Trauer auslösen, besser umgehen können.

Schaut man sich die Ergebnisse der Hirnforschung in Bezug auf Depressionen und Ängste an, so zeigen diese eindeutig, dass es im depressiven Zustand zu einer Überaktivität im limbischen System – dem *Gefühlszentrum* – kommt. Hier sind besonders die Amygdala, auch Mandelkern genannt (zuständig für furchtbedingte Fluchtreaktion), der Hippocampus (bestimmte Gedächtnisleistungen) und vordere Teile des sog. Cingulum aktiv. Diese Aktivierung zeigt eine erhöhte Stressbelastung des Organismus, die natürlich auch eine Auswirkung auf den Hormonhaushalt hat.

Demgegenüber ist die Aktivität höherer Areale im Stirnhirn (logisches und abstraktes Denken, Selbstkontrolle, Planung) reduziert. Kommt es zu einer Stimmungsaufhellung, etwa durch die Gabe von Antidepressiva, führt dies auf neuronaler Ebene zu einer Normalisierung der Überaktivität des Mandelkerns. Die reduzierte Aktivität des Stirnhirns wird durch Psychotherapie verbessert. Wenn jemand längere Zeit unter einer Depression leidet, verändern sich auch die Strukturen im Gehirn, beispielsweise nimmt das Hippocampusvolumen ab, was möglicherweise durch eine erhöhte Kortisolkonzentration im Blut verursacht wird. Dies ist ein Stresshormon, welches bei länger andauernden Stressphasen erhöht ist.

Interessanterweise decken sich diese Befunde mit den Ergebnissen der Achtsamkeitsforschung, die u. a. zeigt, dass wichtige Areale im Stirnhirn durch die Übung der Meditation in ihrer Funktion gestärkt werden. Auch wenn im Rahmen der Neuroforschung in Bezug auf die Veränderungen durch Meditation und Achtsamkeit noch viele Fragen offen bleiben, sind dies doch sehr vielversprechende erste Befunde, die motivieren können, die Praxis der Achtsamkeit zu erlernen.

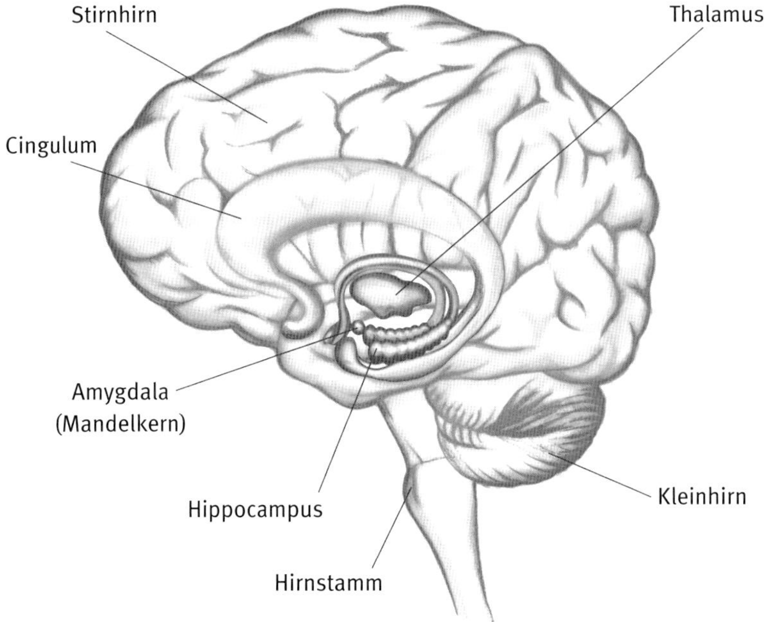

Achtsamkeit üben und vertiefen

Jon Kabat-Zinn, der die Selbsthilfemethode »Stressbewältigung durch Achtsamkeit« entwickelt hat, sagt: »Auch wenn es einfach sein mag, Achtsamkeit zu praktizieren, ist es doch nicht unbedingt leicht. Achtsamkeit erfordert Bemühung und Disziplin, weil die Kräfte, die unserer Achtsamkeit entgegenwirken – nämlich die gewohnheitsmäßigen Unaufmerksamkeiten und unreflektierten Verhaltensmuster –, äußerst hartnäckig sind. Diese sind so stark und zugleich unserem Bewusstsein so wenig gegenwärtig, dass eine innere Verpflichtung und eine bestimmte Art von Arbeit notwendig ist, nur um unsere Versuche fortsetzen zu können, der einzelnen Augenblicke gewahr zu werden und die Achtsamkeit aufrechtzuerhalten. Doch ist dies eine sehr befriedigende Arbeit, weil sie uns mit vielen Aspekten unseres Lebens in Kontakt bringt, die wir normalerweise übersehen und die uns somit verloren gehen.« (Kabat-Zinn 2010, S. 21)

Achtsamkeit üben ist an sich einfach, aber nicht immer leicht. Es braucht Motivation und eine innere Verpflichtung, um am Ball zu bleiben. Und es braucht auch immer wieder ein Sich-Erinnern, weil eben die Gewohnheiten, die uns in unbewusste Gefühls- und Verhaltensmuster abgleiten lassen, so stark sind. Aber dieses *Dranbleiben* ist wichtig, damit die Praxis der Achtsamkeit einen bleibenden Einfluss auf unser Leben und unseren Umgang mit den Herausforderungen des Lebens haben kann und sie sozusagen zu einer guten Angewohnheit wird. Und wenn Sie unter Ängsten, Depressionen oder Grübelzwängen leiden, dann ist diese Bewusstheit und Präsenz besonders wichtig, damit Sie die Frühwarnsymptome für Stimmungsveränderungen rechtzeitig wahrnehmen und gegensteuern können.

Wir haben im Kapitel über die Ergebnisse der Hirnforschung gesehen, dass sich durch Achtsamkeit Hirnfunktionen und -strukturen verändern, wenn regelmäßig geübt wird. Denn alles, was wir üben, schlägt sich in den neuronalen Vernetzungen unseres Gehirns nieder. In diesem Sinne üben wir ständig etwas! Die entscheidende Frage lautet: Was genau ist das?

In welcher geistigen Haltung übe ich mich gerade jetzt?, kann eine interessante Frage sein. Übe ich mich in Achtsamkeit und Mitgefühl oder in Selbstkritik, Bewertung und Ablehnung? Übe ich mich in Vermeidung oder in freundlichem

Zulassen? Was immer wir regelmäßig denken und tun, hinterlässt Spuren in unserem Gehirn und in unserem Leben. Darum ist das Innehalten inmitten der Geschäftigkeit des Alltags so hilfreich, damit wir bemerken, was in uns gerade vor sich geht. Nur so können wir darauf Einfluss nehmen.

Um die Kontinuität der Praxis der Achtsamkeit aufrechtzuerhalten, regen alle achtsamkeitsbasierten Übungswege an, sowohl regelmäßig, möglichst täglich, formale Achtsamkeitsübungen zu praktizieren als auch Präsenz und Wachheit bei alltäglichen Verrichtungen zu üben.

Zu den *formalen Übungen* in der Achtsamkeitspraxis zählen der Body-Scan, das achtsame Sitzen und Gehen sowie achtsame Körperübungen. Der Body-Scan ist eine Wahrnehmungsübung, die meist im Liegen durchgeführt wird und uns hilft, wieder mit der Körperwahrnehmung in Kontakt zu kommen. Das achtsame Sitzen und Gehen schult den Geist in Konzentration und Geduld und ist eine Gelegenheit, mehr über uns und unsere Gefühle und Gedankenstrukturen zu erfahren. Die achtsamen Körperübungen stärken die Flexibilität und Vitalität des Körpers und schulen ebenfalls die Körperwahrnehmung und einen klugen Umgang mit unseren Grenzen. Diese Übungen werden Sie in Kapitel 6 im Zusammenhang mit der Beschreibung der einzelnen Sitzungen des Kurses kennenlernen. Ergänzt werden die formalen Übungen durch die informelle Praxis der Achtsamkeit bei den alltäglichen Tätigkeiten, von denen unser Leben zu großen Teilen bestimmt wird.

Achtsamkeit im Alltag

Von Moment zu Moment im Leben sein, das bedeutet Achtsamkeit – und unser Leben besteht nur aus Momenten. Wir haben nur den jetzigen Moment, um lebendig zu sein. Auch wenn wir uns in Gedanken viel in Vergangenheit und Zukunft bewegen, findet das Leben doch immer nur im Hier und Jetzt statt.

Zu den informellen Übungen gehören das achtsame Verrichten von Routinetätigkeiten sowie das Beobachten von angenehmen und unangenehmen Ereignissen und die Reaktionen darauf auf körperlicher und emotional-kognitiver Ebene sowie der Umgang mit schwierigen Gefühlen und Gedanken.

Ziel der informellen Achtsamkeitspraxis ist es daher, die alltäglichen Verrichtungen wie Spülen, Duschen, Aufräumen, Kochen, Essen oder Gehen mit innerer Wachheit und Präsenz auszuführen und bewusst zu erleben. Unser Leben besteht zum größten Teil aus diesen sogenannten kleinen, routinemäßigen Dingen des Alltags, und alle sind eine Gelegenheit, den Geist auf eine positive, bewusste Wahrnehmung des gegenwärtigen Augenblicks auszurichten. Aber auch bei Gesprächen, bei Auseinandersetzungen mit Kollegen oder Familienmitgliedern sowie bei der Arbeit kann Achtsamkeit eine sinnvolle Bereicherung und Unterstützung sein, um das Leben lebendiger zu gestalten. Hierzu üben wir uns darin, mit unserer Aufmerksamkeit ganz bewusst bei dem zu sein, was wir gerade tun.

Warum es wichtig ist, jeden Moment des Lebens voll zu leben

Die Integration der achtsamen Präsenz in die Alltagserfahrung wird im MBCT als ebenso wichtig angesehen wie das regelmäßige Praktizieren der formalen Übungen am Morgen oder am Abend. Wenn wir erst einmal erkennen, dass das ständige In-Bewegung-Sein unseres Geistes/unserer Gedanken eine alltägliche Gegebenheit ist und dass der Geist sich nicht von alleine entspannt und zentriert, sondern dass dafür eine bestimmte Motivation und bewusste Entscheidung nötig sind, dann werden wir alle Möglichkeiten, achtsam zu sein, ausschöpfen wollen. Und dazu eignen sich eben sehr gut die alltäglichen Dinge – das Gehen von einem Ort zum anderen, das Putzen, Bügeln, Treppensteigen, das Autofahren, die Körperpflege, das Essen oder die Gespräche, die wir führen.

Die Bewusstheit des Erlebens im Hier und Jetzt kann nach und nach zu einer inneren Stabilität führen, die hilft, im Alltag gelassener zu sein. Manche Teilnehmenden erleben dabei, dass sie ihr Leben ein Stück mehr zurückgewinnen. Sie lernen, von Moment zu Moment wieder selbst zu bestimmen, was im Alltag wirklich wichtig ist, und auch die schönen Dinge wahrzunehmen. Dazu lautet der Rat meiner Kollegin Sarah Silverton: »Kosten Sie überraschende und schöne Augenblicke im Leben trotz bestehender Probleme bewusst aus.« (Silverton 2012, S. 26)

Mit dieser Haltung kommen Sie in Kontakt mit dem, was die Psychologie *Ressourcen* nennt. Dieser Begriff kommt aus der sog. Resilienz- und Salutogeneseforschung. Dort untersucht man, was den Menschen gesund erhält, was zu einem guten, erfüllten Lebensgefühl führt, im Gegensatz zur Krankheitslehre, die versucht herauszufinden, was krank macht. Sicher ist es sinnvoll, sich mit Krankheitsursachen zu befassen, dabei fokussiert man allerdings seinen Blick stets auf das Negative, während man im Rahmen der Resilienzforschung das Positive, Stärkende und Stabilisierende in den Blick nimmt. Hier gibt es Parallelen zu der Haltung der Achtsamkeit, die mitfühlend und annehmend ist und somit dem Schwierigen Raum gibt und es anerkennt, aber ebenso wahrnimmt, dass es neben dem Schwierigen auch Schönes gibt, Stärkendes und Belebendes. Dies lohnt es zu stärken. In depressiven Phasen ist der Blick dafür in der

EINLADUNG ZUR ACHTSAMKEIT IM ALLTAG

Ich möchte Sie an dieser Stelle ermutigen, wie immer Sie sich fühlen, mit kleinen Momenten der achtsamen Wahrnehmung im Alltag zu beginnen. Hier sind ein paar Anregungen, wie Sie dies tun können.

› Nehmen Sie sich vor, beim nächsten Mal, wenn Sie etwas trinken, mit voller Aufmerksamkeit bei dieser Erfahrung zu sein. Wie schmeckt das Getränk? Wie fühlt es sich an, wenn Sie es schlucken? Können Sie es noch spüren, nachdem es in Ihrem Magen gelandet ist?

› Üben Sie, wenn Sie das nächste Mal von einem Ort zum anderen gehen, ganz bewusst Ihre Füße zu spüren und bewusst wahrzunehmen, was beim Gehen in Ihrem Körper passiert.

› Wenn Sie unter der Dusche stehen, spüren Sie ganz bewusst das Wasser, wie es Ihren Körper berührt. Konzentrieren Sie sich auf den ersten Kontakt des Wassers mit Ihrem Körper. Hören Sie die Geräusche, die das Wasser verursacht, ganz bewusst. Wenn Sie sich einseifen, riechen Sie den Duft des Duschgels. Spüren Sie die Berührung Ihrer Hände. Nehmen Sie auch wahr, welche Gedanken Ihnen dabei durch den Kopf gehen.

› Wenn Sie Treppen steigen, spüren Sie die Körperempfindungen, die dabei entstehen. Nehmen Sie die veränderten Gewichtsverhältnisse in Ihrem Körper wahr. Was passiert mit Ihrer Atmung, wenn Sie eine Stufe nach der anderen erklimmen? Können Sie sich auf das Besteigen einer Stufe konzentrieren, ohne schon an den nächsten Schritt zu denken? Kommen Sie immer wieder zurück zu diesem einen Schritt.

› Wenn Sie mit jemandem sprechen, hören Sie ihm oder ihr wirklich zu. Nehmen Sie den Klang der Stimme wahr, hören Sie die Worte, die gesprochen werden, ohne sie bewusst zu interpretieren oder zu hinterfragen. Seien Sie offen für das, was Ihr Gegenüber erzählt, und interessiert an diesem Menschen, der Ihnen jetzt gerade gegenübersteht oder -sitzt. Achten Sie einfach nur auf die Kommentare, die in Ihrem Geist vielleicht entstehen, aber lassen Sie sie auch wieder los.

› Wenn Sie das nächste Mal essen, tun Sie dies mit voller Aufmerksamkeit. Nehmen Sie die Farben des Essens wahr und seinen Geruch. Wenn Sie einen Bissen in den Mund stecken, tun Sie dies mit voller Bewusstheit für die

Empfindungen, die dadurch ausgelöst werden. Spüren Sie bewusst, wie es sich anfühlt, zu kauen, zu beißen, zu schlucken, und nehmen Sie sich danach einen Moment Zeit zum Innehalten, bevor Sie den nächsten Bissen zu sich nehmen.

Regel eingeengt und es kann einem so erscheinen, als sei alles dunkel und aussichtslos. Achtsamkeit im Alltag hilft uns, den Blick zu weiten und beides zu sehen – das Schwierige und das Leichte, das Angenehme und das Unangenehme, den Schatten und das Licht. Dieser Perspektivenwechsel bzw. die Öffnung der Wahrnehmung kann sehr heilsam sein und vielleicht sogar zu der Erfahrung von Dankbarkeit beitragen für das, was neben dem Schweren auch gut ist in unserem Leben.

Für Achtsamkeit im Alltag brauchen Sie nicht mehr Zeit, sondern nur eine veränderte Haltung: die der Präsenz und der bewussten Wahrnehmung. Sie tun diese Dinge sowieso. Die Alltagstätigkeiten können eine Last sein, die wir auch noch erledigen müssen und nur so nebenbei machen. Oder aber wir nehmen sie als eine Gelegenheit, unseren Geist in freundlicher Offenheit zu schulen und etwas Neues zu erfahren, lebendig und wach zu sein.

Wie wir gesehen haben, bietet der Alltag unendlich viele Gelegenheiten, achtsam zu sein. Wenn Sie dies jedoch einmal ausprobiert haben, vielleicht auch einfach, indem Sie auf das Kommen und Gehen der Atemzüge achten oder auf die Geräusche, wie in den Übungen im vorderen Teil dieses Kapitels, dann ist Ihnen vielleicht aufgefallen, dass es gar nicht so leicht ist, die Aufmerksamkeit für eine längere Zeit auf einem Objekt zu fokussieren. Möglicherweise ist Ihnen bewusst geworden, wie schnell die Gedanken doch ihre eigenen Wege gehen. Womöglich haben Sie das schon in der Übung gleich zu Beginn des Buches erfahren. Unser Verstand ist ständig damit beschäftigt, die Dinge zu bewerten und zu kommentieren, auch wenn Sie sich vorgenommen haben, dies nicht zu tun.

Ja, das ist ganz normal und natürlich. Sie haben keinen Fehler gemacht, sondern Sie haben lediglich eine der grundlegenden Eigenschaften unseres Geistes in Aktion gesehen, über die wir auch schon im Zusammenhang mit dem Tun-Modus gesprochen haben. Gedanken wandern ständig und geben der Welt und den Erfahrungen, die wir in ihr machen, Bedeutung und Sinn. Diese Bedeutung wiederum, die wir den Dingen geben, ist subjektiv und kann in entscheidendem Maße davon abhängen, wie wir uns fühlen und was wir in der Situation zuvor gerade erlebt haben.

Dabei ist es noch nicht einmal so, dass wir den Dingen diese Bedeutung bewusst geben, vielmehr kommt diese gewissermaßen unbewusst und automatisch in unserem Gehirn zustande. Wenn wir uns dessen nicht bewusst sind und glauben, dass die Bewertung, die Gedanken zwangsläufig der Wirklichkeit entsprechen, dann kann das fatale Folgen haben. (Hierzu finden Sie ausführliche Informationen in Sitzung 2 des achtwöchigen Kurses in Kapitel 6).

Unseren Geist zu schulen und mit ihm zu arbeiten, darum geht es bei der Praxis der Achtsamkeit. Dabei ist der erste Schritt, dass wir lernen und üben, die Aufmerksamkeit bei einem bestimmten Objekt zu halten und wenn sie abdriftet, freundlich wieder dorthin zurückzukehren. Damit trainieren Sie Ihre Konzentrationsfähigkeit. Dies müssen Sie immer und immer wieder tun – die Aufmerksamkeit freundlich in den gegenwärtigen Moment zurückholen.

Sie können den Geist wie ein abgelenktes Kind einladen, das, was so interessant zu sein scheint, für diesen Moment beiseitezustellen und sich der Erfahrung des gegenwärtigen Augenblicks zuzuwenden. Das können Sie bei den ganz normalen Alltagstätigkeiten üben, indem Sie sich völlig auf das einlassen, was Sie gerade tun. Oder Sie können es klassischerweise mit dem Atem üben. Aber natürlich auch mit jedem anderen Phänomen wie etwa Geräuschen, Gerüchen, Körperempfindungen oder Ihren Gedanken. Ebenso ist es möglich, mit einem äußeren Objekt zu üben wie einer Kerze oder einem Blumenstrauß, den Sie betrachten.

Vielleicht ist an dieser Stelle eine gute Gelegenheit, einen Moment innezuhalten und diese Fokussierung der Aufmerksamkeit zu üben. Wenn Sie mögen, lade ich Sie zu dem folgenden Experiment ein:

ÜBUNGSANLEITUNG

Achtsamkeit auf den Atem: Den Geist nach Hause bringen

Setzen Sie sich entspannt und aufrecht hin, wo immer Sie gerade gut sitzen können. Wenn Sie mögen, schließen Sie die Augen. Nehmen Sie sich einen Moment Zeit, eine Körperposition zu finden, die Sie darin unterstützt, ganz wach und aufmerksam zu sein. Dann nehmen Sie den ganzen Körper wahr und die Haltung, in der Sie jetzt gerade hier sitzen. Einfach einige Momente bewusst sitzen.

Nun richten Sie die Aufmerksamkeit sanft auf den Atem. Verweilen Sie mit der Aufmerksamkeit dort, wo Sie den Atem am deutlichsten spüren können. Für die nächsten Atemzüge konzentrieren Sie sich, so gut Sie es vermögen, auf die Empfindungen, die bei der Atmung entstehen.

Nehmen Sie die ganze Länge des Einatmens und die ganze Länge des Ausatmens wahr – und vielleicht auch die Pause zwischen den Atemzügen. Atemzug für Atemzug.

So gut es geht, überlassen Sie währenddessen den Atem einfach sich selbst und entspannen Sie sich dabei. Sie müssen nichts tun – das Atmen geschieht von ganz alleine.

Auch wenn Sie sich bemühen, den Atem nicht zu kontrollieren, kann es von Zeit zu Zeit passieren, dass Sie den Atem doch anders haben möchten, als er gerade ist.

Wenn Sie diese Tendenz wahrnehmen, dann bemerken Sie sie einfach, sie ist ganz normal.

Lassen Sie den Versuch, die Atmung zu kontrollieren, los und lenken Sie dann Ihre Aufmerksamkeit wieder auf das Ein- und Ausströmen des Atems im Körper. Bleiben Sie, so gut es geht, bei dieser Wahrnehmung.

Früher oder später bemerken Sie vielleicht, dass Gedanken auftauchen, die sich mit anderen Dingen beschäftigen, das können Pläne sein, Tagträume, Sorgen – alles Mögliche. Wenn dies geschieht, nehmen Sie es zur Kenntnis, ohne es zu bewerten. Es ist ganz normal: Gedanken kommen und gehen, Gedanken wandern, und Sie können lernen, dies bewusst wahrzunehmen. Der Moment, in dem Sie sich der Tatsache bewusst werden, dass die Gedanken vom Atem abschweifen, ist ein Moment des Erwachens, ein Moment der Achtsamkeit.

Kehren Sie im nächsten Schritt einfach

sanft und freundlich wieder zur Wahrnehmung des Atems zurück und fahren Sie, solange Sie mögen, fort, auf diese Weise zu üben.

Wenn Sie die Übung beenden möchten, erweitern Sie die Aufmerksamkeit und spüren auch wieder bewusst die Körperhaltung und die Umgebung, in der Sie sich befinden. Wenn Sie die Augen geschlossen hatten, können Sie sie wieder öffnen.

Achtsam beim Atem sein

Der Atem steht uns immer zur Verfügung, in jedem Moment des Lebens. Er verbindet uns mit der Lebensenergie. Atmen ist Leben. Wir beginnen unser Leben mit der ersten Einatmung und beenden es mit einem letzten Ausatmen. Der Atem bewegt sich wie die Wellen am Meer. Auf die Einatmung folgt die Ausatmung und auf die Ausatmung folgt die Einatmung, unaufhörlich bis ans Ende unseres Lebens.

Der Atem verrät uns auch etwas über die Stimmung, in der wir gerade sind. Er ist z. B. kurz und flach, wenn wir angespannt sind, geht schneller, wenn wir aufgeregt sind, hektisch, wenn wir wütend sind, langsam und tief, wenn wir glücklich sind, und er ist fast verschwunden, wenn wir Angst haben.

Oft aber sind wir gar nicht im Kontakt mit unserer Atmung und können deshalb ihre Signale auch nicht empfangen. Deshalb ist eines der ersten Ziele dieses Übungsweges, mit dem Atem in Kontakt zu kommen. Lernen Sie ihn kennen wie einen Freund. Das Einzige, was Sie tun müssen, ist den Atem spüren mit einer interessierten Haltung und auf entspannte Weise.

Mit zunehmender Übung werden wir uns unseres Atems immer stärker bewusst. Wir können den Atem verwenden, um unsere Achtsamkeit auf verschiedene Aspekte des Lebens zu richten, etwa um angespannte Muskeln zu entspannen oder uns auf eine Situation zu konzentrieren, die Aufmerksamkeit erfordert. Der Atem kann auch helfen, mit Schmerz, Wut oder Stimmungsschwankungen anders umzugehen.

Das Ziel der bewussten Atemwahrnehmung ist, aus der Beschäftigung mit der Vergangenheit oder der Zukunft auszusteigen und uns im Hier und Jetzt, im Erleben des gegenwärtigen Augenblicks, zu verankern.

Wenn wir uns auf diese Weise mit dem Atem verbinden, erfahren wir immer wieder aufs Neue, dass es möglich ist, in jedem Atemzug präsent zu sein, beim Einatmen, beim Ausatmen, immerzu.

Mit der bewussten Wahrnehmung des Atems können wir die Aufmerksamkeit schulen und die Anbindung an den Atem kann uns Zuversicht und Vertrauen schenken – überall, ganz gleich wo wir sind.

6 Das Acht-Wochen-MBCT-Programm

Auch wenn wir die ganze Welt durchreisen, um das Schöne zu finden, wir müssen es in uns tragen, sonst finden wir es nie.

RALPH WALDO EMERSON

In diesem Kapitel finden Sie eine Übersicht über die einzelnen Kurseinheiten eines MBCT-Kurses und was an den acht Abenden in der Gruppe geschieht. Ich habe schon darauf hingewiesen, dass der Besuch eines solchen Trainings durch die Unterstützung der Gruppe und die direkte Anleitung einer erfahrenen Kursleiterin für die meisten Teilnehmer und Teilnehmerinnen sehr hilfreich ist.

Doch gibt es natürlich viele Umstände, aufgrund derer eine Teilnahme für Sie vielleicht gerade nicht möglich ist oder Ihnen nicht passend erscheint. Sollte das der Fall sein, bin ich sicher, dass Sie auch von der Praxis der Achtsamkeit und den Grundlagen der Achtsamkeitsbasierten Kognitiven Therapie profitieren werden, wenn Sie die Anregungen dieses Buches alleine für sich umsetzen und damit eigene Erfahrungen sammeln. Sie finden auf den kommenden Seiten viele weitere Übungsanleitungen und Impulse für den Alltag.

Eine jede Reise beginnt mit dem ersten Schritt

»Und wie immer, wenn sich jemand auf eine [solche] Reise begibt, wird er als ein anderer zurückkehren, mit neuem Wissen und neuen inneren Bildern«, so der Gehirnforscher Gerald Hüther (Hüther 2011, S. 18).

Bevor ich Ihnen den Kurs sowie den Inhalt jeder einzelnen Kurseinheit vorstelle, möchte ich noch einige vorbereitende Aspekte ansprechen, die sich auf die Haltung beziehen, mit der Sie diese außergewöhnliche Reise der Achtsamkeit antreten sollten und was Sie vielleicht auch an Hürden erwarten kann.

Wenn Sie eine Reise planen, dann bereiten Sie sich in der Regel ein wenig vor. Wie intensiv Sie diese Vorbereitungen treffen, ist sicherlich individuell unterschiedlich. Manche Menschen machen Reisen nur dann, wenn sie von Beginn bis Ende durchgeplant sind. Andere wiederum lieben das Abenteuer und lassen sich gerne überraschen.

Wie auch immer Ihre Vorlieben sind, eine gewisse Vorbereitung wird jeder von uns treffen. Bei einem MBCT-Kurs dient dazu u. a. das Vorgespräch, in dem Sie Fragen klären können und Informationen zum Ablauf des Kurses erhalten, darüber, wer die Reise mit Ihnen gemeinsam antreten wird, welche »Ausrüstung« Sie benötigen und ob es wirklich der richtige Zeitpunkt ist, diese Reise jetzt zu beginnen.

Vorbereitung: Das Vorgespräch

Zu den Themen, die im Vorgespräch eingehend besprochen werden, gehören der Aufbau der Kurseinheiten, der erfahrungsorientierte Schwerpunkt des gesamten Kurskonzeptes sowie die Notwendigkeit, zu Hause zu üben. Aber auch die persönliche Motivation der potenziellen Teilnehmenden ist Inhalt des Gespräches. Sie werden eingeladen, etwas über Ihre Erwartungen bezüglich der Teilnahme am Kurs zu erzählen sowie über Ihren persönlichen Hintergrund. Hierzu gehört u. a. die Frage, was typische Auslöser für die depressiven Stimmungen sind und wie Sie bisher damit umgegangen sind.

Die Interessenten bekommen zudem erste wichtige Hintergrundinformationen über die Wirkung von Achtsamkeit und darüber, dass die Teilnahme an einem MBCT-Kurs eine Herausforderung sein kann und aktives Mitmachen von ihnen fordert.

Anders als wir es gewohnt sind, geht es im MBCT nicht darum, ein Problem zu lösen und so schnell wie möglich die Symptome zu beseitigen. Es geht eher darum zu untersuchen, welche Beziehung wir zu den Schwierigkeiten und unangenehmen Erfahrungen in unserem Leben entwickelt haben und wie wir ihnen hilfreicher als bisher begegnen können. Die grundlegende Annahme des Achtsamkeitsansatzes ist, dass es nicht die Schwierigkeiten selbst sind, die unsere Probleme schaffen, sondern die Art, wie wir sie betrachten und mit ihnen umgehen. Dieses Vorgehen erfordert Geduld und Vertrauen und auch Mitgefühl und Sanftmut uns selbst gegenüber, weil wir uns den Problemen zunächst einmal achtsam zuwenden und sie würdigen, ohne gleich nach einer veränderungsorientierten Lösung zu suchen. Dieses grundlegende Prinzip wird im Vorgespräch erläutert und es ist wichtig, dass Sie sich darüber klar werden, ob Sie sich auf diesen Weg einlassen wollen und können.

Schließlich sollte in dem Vorgespräch auch geklärt werden, ob Ihre aktuelle Lebenssituation es zulässt, dass Sie an dem Kurs teilnehmen. Erst nach dem Vorgespräch können Sie gemeinsam eine Entscheidung über Ihre Teilnahme an dem Kurs treffen.

Ziel des Vorgesprächs: Aufklärung und Orientierung

- Struktur und Ablauf des Kurses werden besprochen.
- Der Kursleiter erhält Informationen über auslösende und aufrechterhal-

tende Faktoren der Problematik, mit der der Interessent in den Kurs kommt.

- Die Teilnehmenden werden darüber aufgeklärt, dass MBCT nur wirkt, wenn sie aktiv mitarbeiten und die Übungen auch zu Hause praktizieren.
- Es wird geklärt, wie die Übungen in den Alltag integriert werden können und ob die Teilnahme an einem MBCT-Kurs zum jetzigen Zeitpunkt sinnvoll und hilfreich ist.
- Eine Möglichkeit des persönlichen Kennenlernens.

Was kann mich auf der Reise erwarten?

> *Lernen ist wie Rudern*
> *gegen den Strom.*
> *Sobald man aufhört,*
> *treibt man ab.*
>
> BENJAMIN BRITTEN

Wenn Sie sich auf die Reise der Achtsamkeit machen, um mit depressiven Stimmungsschwankungen, starker Grübelneigung oder Ängsten sinnvoll umgehen zu lernen, dann entscheiden Sie sich damit für einen Weg, der anders ist als das, was Sie kennen. An manchen Stellen wird dieser Weg von Ihnen vielleicht verlangen, dass Sie Dinge tun sollen, deren Sinn sich Ihnen erst auf den zweiten Blick erschließt. Zum Beispiel bekommen Sie in dem Kurs nicht sofort eine Lösung für Ihre Probleme und auch auf die Frage: »Ja, aber wie kann ich das denn ändern?« wird die Kursleiterin Ihnen keine schnelle Antwort geben. Das kann frustrierend sein, weil das Bedürfnis nach einer möglichst schnellen Veränderung so natürlich und automatisch ist. Vielmehr werden Sie in den einzelnen Stunden des Kurses lernen, wie Sie mit Ihren Gedanken und Gefühlen anders als bisher umgehen können. Dies ist jedoch nicht immer so einfach, weil die alten Gewohnheiten, wie wir gesehen haben, ziemlich hartnäckig sind.

Zum einen müssen wir zunächst einmal den automatischen Kreislauf des Tun-Modus unterbrechen, innehalten und hinschauen, was genau vor sich geht. Das ist allerdings häufig unangenehm, denn wir schauen dann ja auf das, was schwierig ist und was wir loswerden möchten. Gleichzeitig erfahren wir aber, wenn wir dies tun, dass wir die Kraft dazu haben, uns Schwierigem zu stellen. Hierzu eine Teilnehmerstimme:

» Ich schaffe es mithilfe der Achtsamkeitsübungen, meine Angst in den Griff zu bekommen. Und ich habe etwas ganz Wichtiges verstanden. Es gibt einfach Dinge, auf die ich mich nicht vorbereiten kann. Es ist nicht möglich, alles im Griff zu haben und alles im Voraus zu planen. Dinge gehen schief, Menschen verhalten sich anders als erwartet, es gibt Glücksfälle und Unglücksfälle und Zufälle. Und wenn ich versuche, mich gegen all das zu wappnen, dann bin ich mit einer Rüstung unterwegs, die mich ähnlich unbeweglich macht wie die Ritter im Mittelalter. So lebe ich jetzt ohne Rüstung. Sich gekränkt, missverstanden, auch mal einsam, überfordert oder frustriert zu fühlen, gehört zum Leben dazu. Das Weglaufen vor Situationen, die ich als unangenehm empfinde, sorgt nur dafür, dass es noch unangenehmer wird. «

Zum anderen braucht es Geduld, weil sich die gewünschten Veränderungen nicht von heute auf morgen einstellen, sondern nur durch kontinuierliches Üben. So kann es passieren, dass Sie zum wiederholten Male während des Kurses das Gefühl haben, es nicht zu schaffen. Sie werden vielleicht glauben, dieser Weg sei doch nichts für Sie, und vielleicht sogar in die Versuchung kommen zu denken, dass das Ihr persönliches Versagen sei. Hier schleicht sich gleich ein altbekanntes Muster ein: »Ich bin selbst schuld. Ich bin nicht gut genug. Bei mir klappt es nicht.« Sie werden eventuell erleben, dass Sie sich während der Übungen nicht entspannen, sondern vielmehr die ganze Zeit wie in einem Hamsterrad hin und her denken und zu keinem Ergebnis kommen. Sie werden unter Umständen Unruhe erleben anstatt die ersehnte Stille und Gelassenheit. Sie werden vielleicht müde und schläfrig werden während der Übungen und glauben, dass Sie es einfach nicht richtig machen, weil es ja bei der Achtsamkeit um Wachheit und Präsenz geht und nicht um Schlummern oder Träumen.

Wie auch immer die Hindernisse aussehen mögen, denen Sie auf Ihrem Weg begegnen, sie sind in jedem Fall kein persönlicher Fehler, sondern aus einer Achtsamkeitsperspektive betrachtet eine wunderbare Gelegenheit, damit zu arbeiten. Vielleicht kennen Sie das auch aus anderen Lebenszusammenhängen, dass Sie aus dem, was schwierig war oder schiefgelaufen ist, am meisten gelernt haben. Wenn es sich auch nicht gut anfühlt, so ist es doch wertvoll.

An dieser Stelle können Sie, wenn Sie mit Geduld und liebevoller Freundlichkeit »dranbleiben«, wichtige Erkenntnisse gewinnen. Sie erkennen mit der Zeit, dass Ihre Gedanken nicht aufhören, dass sie sich aber durch einen Perspektivenwechsel innerlich von ihnen distanzieren können. Sie erkennen vielleicht, dass Sie auf alles, was nicht so läuft, wie Sie es sich vorstellen, automatisch mit dem gleichen, selbstabwertenden Muster reagieren. Sie können erleben, dass Sie in der Lage sind, unangenehme Erfahrungen bewusst wahrzunehmen und auszuhalten und dass Sie nicht gleich in Panik und Selbstkritik verfallen müssen. Dies stärkt das, was die Psychologen *Selbstwirksamkeit* nennen: das Vertrauen in die eigenen Fähigkeiten und Möglichkeiten. Eine andere Erkenntnis kann sein, dass Sie beobachten können, dass Gedanken und Gefühle flüchtige Ereignisse sind, wenn wir sie einfach sich selbst überlassen und uns nicht mit ihnen identifizieren.

All dies kann dazu führen, dass sich eine innere Zufriedenheit und Genugtuung einstellt und Sie das Gefühl bekommen, es geschafft zu haben, einen Schritt weiter zu sein. Im nächsten Augenblick löst sich dieses gute Gefühl dann wieder auf und die nächste Welle von Ungeduld oder Unruhe kommt. So ist der Geist wie die Wellen des Ozeans, ständig in Bewegung, mal hier, mal dort. Eine Welle folgt auf die nächste, mal ist die Oberfläche des Meeres sehr aufgewühlt, mal ruhiger. Aber immer ist Bewegung da. Wenn Sie diese Parallele erkennen, können Sie sehen, dass eben auch die Enttäuschung einer solchen Welle gleicht – eine Geistesverfassung, die kommt, eine Weile bleibt und dann auch wieder vergeht. Sie müssen sich nicht mehr dagegen wehren.

Eine Teilnehmerin beschrieb diesen Prozess wie folgt:

» Ein bisschen fühle ich mich heute wie eine Plastikente in der Brandung. Die Wellen kommen und gehen, es geht rauf und runter. Ich bekomme jede Menge ab, gehe unter und tauche wieder auf – aber ich hadere nicht mehr damit, dass da Wellen sind. Und eben auch die Täler. «

Ich wünsche Ihnen viele hilfreiche Erfahrungen und Erkenntnisse beim »Wellenreiten«.

Woche 1: Achtsame Präsenz und der Autopilot

Wenn die Gruppe in der ersten Kurseinheit zusammenkommt, dann nehmen wir uns zunächst einmal Zeit füreinander. Wir schauen, wer geht denn hier mit mir auf die Reise? Wir hören uns gegenseitig aufmerksam zu und auch, wenn es sich anfangs vielleicht ungewohnt und aufregend anfühlt, jede und jeder bekommt genügend Zeit, um zu erzählen, was sie oder ihn dazu gebracht hat, an diesem Kurs teilzunehmen. Diese erste Vorstellungsrunde ist oft sehr berührend und gibt Gelegenheit für alle zu spüren: *Ich bin nicht alleine.* Die Menschen erzählen nicht selten von ihrem langen Weg mit der Depression, mit Ängsten, mit ständigem Grübeln, das sie daran hindert, ihren Alltag erfüllt zu leben. Und die Zuhörer stellen Parallelen zu ihren eigenen Problemen fest. Die Atmosphäre im Raum entspannt sich und die Angst vor den anderen und davor, vielleicht nicht verstanden zu werden, legt sich.

Klaus berichtet:

» Ich habe schon einige Phasen von Depression erlebt und habe Angst, wieder dahin zurückzufallen und dass dann wieder suizidale Gedanken auftreten. Das fand ich bei allem noch das Schlimmste. Ich habe Angst, meine erkämpfte Stabilität wieder zu verlieren. Ich weiß, dass sie noch auf einem unteren Level ist. Auch habe ich Angst vor plötzlichen Panikattacken und den fast unmöglich auszuhaltenden Gefühlen und Gedankenkreisen. Ich wünsche mir, dass ich hier ein Werkzeug in die Hand bekomme, wie ich besser damit umgehen und mich vor einem erneuten Rückfall schützen kann. Ich bin aber auch unsicher, ob es bei mir wirklich klappen wird. «

Eine andere Teilnehmerin, Marie, reiht sich ein:

» Ich habe eine lange Odyssee hinter mir, bis ich es endlich geschafft habe, zum Vorgespräch zu gehen und mich für den Kurs anzumelden. Schon vor zwei Jahren gab mir meine Psychiaterin eine CD mit dem Body-Scan und sagte, sie glaube, das wäre etwas für mich. Parallel erzählte mir eine Freundin von einem MBSR-Kurs und ich machte einen Termin für ein Vorgespräch. Diesen sagte ich dann aber aus Zeitmangel wieder ab. Ich schlug mich so durch, aber nichts wurde besser. Nach einem Jahr bin ich – vollkommen fertig – wieder zu meiner Psychiaterin gegangen und bat sie erneut um Hilfe. Sie empfahl mir den MBCT-Kurs und dieses Mal ging ich zum Vorgespräch. Dort hatte ich das Gefühl, dass das der richtige Ort für mich ist. Ich möchte lernen, mit den Schmerzen der Fibromyalgie besser umzugehen und meine Lebensqualität erhöhen. Ich habe großen Respekt davor, dass es hier unter anderem auch darum geht, jeden Tag Achtsamkeit zu üben, aber ich werde mein Bestes geben. «

Manche Teilnehmer haben auch schon Erfahrungen mit der Achtsamkeitspraxis gemacht und möchten diese vertiefen. So wie Claudia:

» Da sich für mich schon in der Klinik gezeigt hatte, dass die Achtsamkeit bei mir gut funktioniert und ich diesen Weg sehr hilfreich finde, war mein Gedanke, dass ich mich durch den Besuch des Kurses noch mal für den anstehenden Wiedereinstieg in den Beruf aufrüsten könnte. Ich mache seit dem Klinikaufenthalt täglich ca. zwanzig Minuten eine Achtsamkeitsübung und das tut mir gut. Hier im Kurs möchte ich das Ganze festigen und vertiefen, ich habe auch noch viele offene Fragen und freue mich auf den Vertiefungstag, den ich so in der Klinik nicht erlebt habe. «

Jede Teilnehmerin, jeder Teilnehmer hat eine eigene Geschichte, die sie oder ihn letztlich in den Kurs gebracht hat, und doch suchen alle im tiefsten Kern etwas Ähnliches: die Befreiung vom Leid der Depression, der Ängste, der chronischen Unzulänglichkeitsgefühle, den negativen Selbstgesprächen, dem Gefühl des Ausgeliefertseins oder dem Leistungsdruck. Kurzum, alle Teilnehmerinnen und Teilnehmer suchen einen Weg, wie sie glücklich sein können in ihrem Leben. Und dies ist gleichzeitig der grundlegendste aller Wünsche, neben dem nach Sicherheit und körperlicher Unversehrtheit, der uns Menschen gemein ist. Aber was heißt das? Wie findet man dieses Glück und wovon hängt es ab? Sicherlich nicht von den äußeren Umständen, aber wovon dann?

Erlauben Sie dieser Frage, Sie durch den Kurs zu begleiten, widerstehen Sie der Versuchung, gleich eine Antwort haben zu wollen. Dann können sich viele Türen öffnen, auch die, von denen Sie gar nicht wussten, dass Sie sie verschlossen haben.

Achtsamkeit beim Essen einer Rosine

Denken kann die Dinge in Zusammenhang bringen,
aber es kann die Tiefe der Dinge nicht entdecken.

JOHANN WOLFGANG VON GOETHE

Nachdem wir uns im Kurs ein wenig darüber ausgetauscht haben, welche Erfahrungen die Teilnehmenden in ihrem Leben schon mit Achtsamkeit gemacht haben, sehen wir, dass Achtsamkeit eine allgemeine menschliche Fähigkeit ist, die uns allen zur Verfügung steht, dass wir sie bisher in unserem Leben nur nicht sehr kultiviert haben – nicht zuletzt deshalb, weil wir gar nicht wussten, wie das geht.

Deshalb sind die Teilnehmer als Nächstes zu einer ganz besonderen Erfahrung eingeladen, nämlich zur Rosinenmeditation, die darin besteht, achtsam eine Rosine zu essen.

Sie können nun die folgende Übung machen, indem Sie sie sich vorlesen lassen. Oder Sie lesen sich die Übungsanleitung einmal durch und merken sich die einzelnen Schritte. Die Kurzanleitung finden Sie auf dieser, die ausführliche Anleitung auf der nächsten Seite. Dabei ist es nicht so wichtig, dass Sie die Anleitung wirklich bis ins kleinste Detail befolgen, sondern es kommt auf die Haltung der Achtsamkeit an bei dem, was Sie erleben.

Wenn Sie allergisch gegen Rosinen oder aus einem anderen Grund nicht in der Lage sind, diese Übung mit einer Rosine zu machen, dann können Sie auf anderes Trockenobst oder auch Nüsse ausweichen. Ich empfehle Ihnen aber, wenn es Ihnen irgendwie möglich ist, bei Rosinen zu bleiben und neugierig und offen zu sein, was Ihnen begegnet – jenseits Ihrer Konzepte, die Sie vielleicht über Rosinen haben.

Im Nachklang der Übung können Sie sich ein wenig Zeit nehmen, um Ihre Erfahrungen und was Ihnen dabei bewusst geworden ist, aufzuschreiben.

KURZANLEITUNG

Die Schritte der Rosinenmeditation

aufnehmen
sehen
fühlen
riechen
in den Mund nehmen
kauen
schlucken
nachspüren

ÜBUNGSANLEITUNG

Die Rosinenmeditation

Schaffen Sie sich eine Zeit, in der Sie nicht gestört werden, auch nicht durch das Telefon. Planen Sie insgesamt 15 bis 20 Minuten ein und richten Sie sich in einer bequemen Sitzhaltung ein. Bitte legen Sie die Rosine (Trockenfrucht oder Nuss) vor sich hin. Wenn Sie mögen, können Sie auch ein Blatt Papier und einen Stift vorbereiten, falls Sie nach der Übung einige Notizen zu Ihren Erfahrungen machen möchten.

Konzentrieren Sie sich auf sich selbst, auf den Körper in diesem Moment, auf den Atem. Nehmen Sie sich einen Moment Zeit, um bei sich anzukommen.

Dann wenden Sie sich der Rosine zu und nehmen Sie sie zwischen die Finger. Verweilen Sie einen Moment hier und spüren Sie das Objekt in Ihren Fingern. Wie fühlt es sich an? Wie schwer ist es? Untersuchen Sie es, als ob Sie so etwas noch nie vorher gesehen hätten, jetzt – hier – ganz wach und aufmerksam. Lassen Sie sich Zeit.

Dann richten Sie die Aufmerksamkeit ganz bewusst auf das, was Sie sehen, wenn Sie die Rosine mit den Augen erforschen. Welche Farben und Formen werden Ihnen bewusst? Schauen Sie sich die Farbschattierungen an, die Furchen, das Glänzende und das Matte, betrachten Sie das Objekt so genau, dass Sie es wiedererkennen würden, wenn es sich in einer Schale mit anderen Objekten seiner Sorte befinden würde. Nehmen Sie sich Zeit für das Schauen.

Nun erforschen Sie die Oberfläche des Objektes mit Ihrem Tastsinn. Wie machen Sie das? Mit den Fingern? Gibt es Unterschiede, mit welchem Finger Sie das Objekt berühren, oder ist die Wahrnehmung gleich? Spüren Sie vielleicht Wärme oder Kühle, Trockenheit oder Feuchtigkeit? Was noch? Geben Sie sich Zeit zu experimentieren, vielleicht auch mal mit geschlossenen Augen.

Dann lenken Sie die Aufmerksamkeit auf den Geruchssinn. Führen Sie die Rosine zur Nase und nehmen Sie die Erfahrung wahr, die beim Zusammentreffen von Objekt und Nase entsteht. Gibt es einen bestimmten Geruch oder vielleicht keinen? Auch das kann sein. Löst der Geruch Assoziationen in Ihnen aus? Wenn ja, nehmen Sie dies zur Kenntnis und bleiben Sie bei der Sinneserfahrung des Riechens, solange Sie mögen.

Dann bereiten Sie sich darauf vor, das Objekt langsam und bewusst zum Mund zu führen. Lassen Sie es zunächst an den

Lippen verweilen und spüren Sie die Berührung. Nehmen Sie auch wahr, was es braucht, damit das Objekt in den Mund gelangen kann. Welche Körperteile sind daran beteiligt? Nehmen Sie es dann in den Mund und spüren Sie, ohne gleich zu kauen, wie es sich in der Berührung mit der Zunge anfühlt. Was tut die Zunge, um das Objekt aufzunehmen? Erforschen Sie diese Erfahrung.

Nach einer Weile spüren Sie dann den Impuls, zu kauen. Folgen Sie ihm und achten Sie darauf, was sich im Mund tut, schlucken Sie jedoch noch nicht herunter. Wie fühlt es sich an, wenn die Zähne die Frucht (oder Nuss) durchdringen? Wie ist der Geschmack? Was löst er in Ihnen aus? Wo überall spüren Sie den Geschmack? Bleiben Sie bei der Erfahrung, so gut es geht.

Nach einer Weile werden Sie merken, dass Sie den Impuls haben zu schlucken. Wo kommt der Impuls her, ist es ein Gedanke? Eine Körperempfindung? Erlauben Sie sich, einen Moment diesen Impuls wahrzunehmen, bevor Sie dann tatsächlich schlucken. Erfahren Sie das Schlucken ganz bewusst. Was tut die Zunge? Schlucken Sie das Objekt in einem oder in mehreren Teilen? Wie lange können Sie das Objekt noch wahrnehmen, wenn Sie es heruntergeschluckt haben? Was tut die Zunge, nachdem es aus dem Mund verschwunden ist? Nehmen Sie sich die Zeit, die Sie für diese Erfahrung brauchen.

Im letzten Schritt bleiben Sie bitte noch eine Weile beim Nachgeschmack dieser Übung. Wie fühlt es sich jetzt in Ihrem Mund an? Wie im Rest des Körpers? Nehmen Sie noch Geschmacksempfindungen wahr? Gibt es einen Impuls, mit einer zweiten Rosine weiterzumachen? Haben Sie ein Gefühl der Sättigung? Was immer gerade präsent ist, nehmen Sie sich einen Moment Zeit, um dem nachzuspüren.

Im Kurs gibt es in der Regel einen lebendigen Austausch über die Erfahrungen mit der Übung. In diesem Gespräch entwickelt sich ganz von alleine ein Verständnis für verschiedene Aspekte der Achtsamkeit. Die Erkenntnisse, die wir aus der Übung gewinnen, können uns im Umgang mit depressiven Verstimmungen, Ängsten und den Höhen und Tiefen des Lebens hilfreich sein. Wie, das wird sich im Laufe des Kurses Schritt für Schritt erschließen.

Hier sind einige Aussagen von Kursteilnehmern zur Erfahrung mit der Rosinenübung. Es ist beim Lesen gut, sich klarzumachen, dass es dabei kein Richtig oder Falsch gibt. Jede individuelle Erfahrung ist einzigartig, so wie sie ist:

- »Ich habe noch niemals in meinem Leben eine einzige Rosine so bewusst gegessen.«
- »Ich mag keine Rosinen, es war aber interessant, sie trotzdem zu essen. Irgendwie hat sie geschmeckt. Aber ich bleibe dabei: Ich mag keine Rosinen.«
- »Ich wusste nicht, dass Rosinen gleichzeitig süß und sauer schmecken.«
- »Es war sehr interessant, die Rosine bewusst anzuschauen, das habe ich noch nie getan. Normalerweise nehme ich eine Handvoll aus der Tüte und ab in den Mund. Anschauen – nein, das gehörte bisher für mich nicht dazu.«
- »Ich habe mich an Weihnachten und den leckeren Kuchen, den meine Oma immer gebacken hat, erinnert. Es war gar nicht so leicht, wieder zu der momentanen Erfahrung zurückzukommen, weil die Erinnerung so schön war.«
- »Mir ist in der Übung bewusst geworden, wie schnell und automatisch ich normalerweise esse und wie viel ich dabei verpasse.«

Was wir durch die Rosinenmeditation lernen können

- Erkennen, wann und wie oft wir Dinge automatisch tun, ohne darüber nachzudenken.
- Erkennen, wie die bewusste, detaillierte Wahrnehmung mit Achtsamkeit Aspekte einer Erfahrung enthüllen kann, die wir bisher nicht wahrgenommen haben (obwohl sie schon immer vorhanden waren).
- Den Unterschied erfahren zwischen einer Sinneserfahrung, z. B. riechen oder schmecken, und der konzeptuellen Ebene der Wahrnehmung (Gedanken über das Objekt).
- Den Unterschied erkennen zwischen einer achtsamen Wahrnehmung und dem Bewusstseinszustand des Autopiloten. Dieser besteht aus gewohnheitsmäßigen Reaktionen, ohne dass wir darüber nachdenken oder eine bewusste Wahl treffen. (Weitere Erläuterungen zum Autopiloten finden Sie bei den Hinweisen zu Woche 3.)

- Erkennen, wie das achtsame Wahrnehmen die Qualität einer Erfahrung verändert.
- Erkennen, dass das Wandern der Gedanken und das Hervorbringen von Assoziationen, Vergleichen und Erinnerungen eine ganz natürliche Funktion unseres Verstandes ist.

Was uns dies über unser Leben sagen kann

- Wenn wir so viele Details beim unbewussten Essen einer Rosine verpassen können, wie viel verpassen wir dann von unserem Leben?
- Wenn wir unser Leben die meiste Zeit über im Autopiloten verbringen, können wir nicht spüren, wenn sich unsere Stimmung verändert, sowohl zum Positiven als auch zum Negativen.
- Die Assoziationen, Erinnerungen und inneren Bilder, die durch eine Erfahrung ausgelöst werden, sind uns meist nicht bewusst. Dadurch aber können wir leicht in Grübeleien abgleiten, die sich mit der Analyse der Vergangenheit oder Sorgen um die Zukunft beschäftigen, was wenig hilfreich ist und unsere Stimmung deutlich verschlechtern kann.
- Dies kann der Einstieg in ein depressives Grübelkarussell sein.

Achtsamkeit auf den Körper: Body-Scan

In der nächsten Übung, einer ganz zentralen Übung im MBCT, werden Sie eingeladen, sich mit derselben neugierigen Aufmerksamkeit Ihrem Körper zuzuwenden, wie Sie es mit der Rosine getan haben. Sie finden eine gesprochene Anleitung auf der CD *Stress bewältigen mit Achtsamkeit* (Lehrhaupt, Meibert, Krudup 2013, Kösel).

In dieser Übung geht es darum, nacheinander allen Körperteilen eine achtsame, freundliche Aufmerksamkeit zu schenken, ohne die Empfindungen zu bewerten. Man macht die Übung üblicherweise im Liegen auf dem Rücken, beginnt mit dem linken Fuß und endet am Kopf. Wenn dies, aus welchen Gründen auch immer, nicht möglich ist, können Sie auch im Sitzen oder in einer anderen liegenden Position üben.

ÜBUNGSANLEITUNG

Achtsamkeit auf den Körper: Body-Scan

Sie finden hier eine Kurzanleitung, mit der ich Ihnen den Sinn der Übung vermitteln möchte. Ein Üben mit CD (s. o.) ist sinnvoll, da Sie den einzelnen Schritten dann leichter folgen können.
Machen Sie diese Übung an einem für Sie angenehmen Ort, an dem Sie ungestört sind und zur Ruhe kommen können.
Legen Sie sich bequem hin, entweder auf ein Bett oder eine Couch oder auf den Boden auf eine Matte oder eine Decke. Die Arme liegen möglichst neben dem Körper, die Beine ausgestreckt nebeneinander, die Füße fallen locker nach außen.
Sie können die Augen schließen, wenn das für Sie angenehm ist. Es ist aber auch möglich, diese Übung mit geöffneten Augen durchzuführen, z. B. weil Sie wissen, dass Sie im Liegen schnell dazu neigen, einzuschlafen.
Lenken Sie dann die bewusste Aufmerksamkeit auf den Körper und nehmen Sie ihn in seiner Ganzheit wahr. Vielleicht spüren Sie, wie es sich an den Stellen anfühlt, an denen Ihr Körper in Kontakt ist mit der Unterlage, auf der Sie liegen.
Vielleicht erleben Sie die Schwere des Körpers und können sich ein wenig der Schwerkraft überlassen. Und nun lenken Sie die Aufmerksamkeit auf die Empfindungen des Atems im Bauch. Spüren Sie, wie sich die Bauchdecke mit dem Einströmen des Atems hebt und mit dem Ausströmen des Atems senkt.
Bleiben Sie einige Momente so gut es geht ganz bei den Empfindungen des Atmens.

Eine Entdeckungsreise durch den Körper

Machen Sie sich zu Beginn der Reise durch unseren Körper bewusst, dass es bei dieser Meditation nicht darum geht, einen bestimmten Zustand zu erreichen, z. B. sich zu beruhigen oder zu entspannen. Das kann entweder vorkommen oder auch nicht.
Sie trainieren sich darin, die Aufmerksamkeit auf die einzelnen Regionen des Körpers zu lenken, für einige Momente achtsam dort zu verweilen und die Empfindungen zu spüren, die auftauchen mögen, und dann weiterzugehen.
Sie müssen nicht darauf warten, dass irgendetwas Besonderes passiert. Alles darf einfach so sein, wie es ist …
Nun spüren Sie noch einmal bewusst den Atem im Bauchraum.
Anschließend wandern Sie mit Ihrer Aufmerksamkeit achtsam durch den ganzen

Körper. Nehmen Sie jeden Teil wahr und üben Sie sich darin, die Aufmerksamkeit auf die Körperempfindungen selbst zu lenken. Dabei können Sie auch wahrnehmen, welche Gedanken und Gefühle aufsteigen. Es mag auch sein, dass Sie bei einzelnen Körperteilen keine bestimmte Empfindung spüren, auch das ist vollkommen in Ordnung. Dann nehmen Sie zur Kenntnis, dass Sie nichts spüren – mit Freundlichkeit und Gleichmut.

Beginnen Sie damit, dass Sie den Zehen des linken Fußes Ihre ungeteilte Aufmerksamkeit schenken, dann den anderen Teilen des Fußes, dem Unterschenkel und schließlich dem kompletten linken Bein. Die gesamte Zeit üben Sie sich darin, die unterschiedlichen Körperteile bewusst wahrzunehmen und die Empfindungen, die Sie dort spüren, zuzulassen. Verweilen Sie mit der Aufmerksamkeit dort und spüren Sie, was in diesem Augenblick auftaucht – eine spezifische Empfindung, eventuell auch keine Empfindung ... Lassen Sie die Aufmerksamkeit einige Momente an dieser Stelle des Körpers ruhen und gehen dann weiter zur nächsten Körperstelle.

Sollten Sie bemerken, dass Ihre Gedanken wandern, dann nehmen Sie auch dies zur Kenntnis. Von Zeit zu Zeit geschieht es ganz von selbst, dass wir abgelenkt sind und über etwas anderes nachdenken. Wenn Sie dies wahrnehmen, ist das ein Moment von Achtsamkeit und eine Gelegenheit, bewusst die Aufmerksamkeit wieder neu auf den Körper auszurichten. Kehren Sie sanft und ohne sich dafür zu beurteilen wieder zum jeweiligen Körperteil zurück.

Auf diese Weise gehen Sie durch den ganzen Körper:
die Zehen des linken Fußes ...
die linke Fußsohle ...
die Ferse ...
der Fußrücken ...
das linke Fußgelenk ...
der ganze Fuß ...
der Unterschenkel ...
das Schienbein ...
der Wadenmuskel ...
das Knie ...
die Kniescheibe ...
die Kniekehle ...
der Oberschenkel (die Oberseite und die Unterseite) ...
Das gleiche beim rechten Bein.
Dann geht es weiter zum Becken ...
zum Rücken, den Schulterblättern ...

zur Körpervorderseite: zum Bauch und Brustkorb ...
zu den Armen und Händen ...
zum Hals ...
zum Kopfbereich ...
und zum Gesicht.

Am Ende des Body-Scans spüren Sie den Körper noch einmal in seiner Ganzheit vom Kopf bis zu den Füßen und vielleicht verbinden Sie diese Wahrnehmung mit der Atmung, die nun durch den ganzen Körper strömen kann.
Zum Abschluss liegen Sie einfach da, überlassen Sie den Atem sich selbst. Vielleicht stellt sich ein Gefühl des Ankommens im Körper ein.
Sie dürfen sein, wie Sie sind, ganz und vollkommen; im Gewahrsein ruhend, von Augenblick zu Augenblick.
Sie können noch einige Momente so liegen bleiben und sich dann entscheiden, die Übung in Ihrem eigenen Tempo zu beenden. Und wenn Sie mögen, bringen Sie etwas von dieser bewussten Aufmerksamkeit mit in die nächsten Momente Ihres Alltags.

Nach dem gemeinsamen Praktizieren des Body-Scan gibt es wieder einen Austausch in der Gruppe und die Teilnehmer erfahren, dass sie nun die Aufgabe haben, bis zum nächsten Treffen in einer Woche den Body-Scan täglich zu Hause zu üben. Über die Erfahrungen, die dabei entstehen, wird in der nächsten Stunde gesprochen. Wenn Sie mögen, könnten Sie sich entscheiden, das Weiterlesen einige Tage aufzuschieben und täglich die Body-Scan-Übung zu praktizieren. Wie die Teilnehmer im Kurs sind Sie eingeladen, sich vielleicht nach dem Üben einige Notizen zu Ihren Erfahrungen zu machen.

Mit einer gestärkten Motivation zu üben und einem Gefühl, dass jetzt die Reise begonnen hat, gehen die meisten der Teilnehmenden nach dem ersten Abend nach Hause, bereit, sich auf das Experiment Achtsamkeit einzulassen.

Das regelmäßige Üben

An dieser Stelle möchte ich noch ein paar Worte zum regelmäßigen Üben sagen und was Sie dabei am besten unterstützt.

Das Praktizieren der Übungen zu Hause ist das eigentliche Kernstück der Wirkung von MBCT – unabhängig davon, ob Sie an einem Kurs teilnehmen oder nicht. Falls Sie einen Kurs besuchen, so ist die Zeit, die Sie dort gemeinsam mit den anderen Gruppenmitgliedern verbringen, relativ kurz. Entscheidend ist Ihr Alltag. Um sich dort einen Raum und Zeit zu schaffen für die formalen Achtsamkeitsübungen, braucht es Entschlossenheit, Mut und Regelmäßigkeit. Deshalb ist es gut, sich ein wenig Zeit dafür zu nehmen, um zu schauen: An welcher Stelle meines Tagesablaufes möchte ich mir Raum nehmen für die Übung? Vielleicht müssen Sie sich entscheiden, etwas anderes dafür zu streichen, z. B. Fernsehen oder Lesen (es ist ja zunächst einmal nur für eine begrenzte Zeit).

Für die meisten Menschen hat sich herausgestellt, dass es am hilfreichsten ist, sich eine feste Zeit im Tagesablauf für die Achtsamkeitspraxis einzuräumen, z. B. morgens, bevor Sie zur Arbeit gehen, oder kurz nachdem die Kinder aus dem Haus gegangen sind. Oder aber auch mittags oder nachmittags, wenn Sie von der Arbeit nach Hause kommen. Eventuell sind Sie ein Mensch, der morgens nicht gerne noch früher aufsteht oder bereits schon so früh aus den Federn muss, dass es nicht noch mehr Spielraum gibt. Dann können Sie auch damit experimentieren, die Übungen am Abend zu machen. Möglicherweise haben Sie dann etwas mehr mit Müdigkeits- und Erschöpfungsgefühlen zu tun, vielleicht aber auch nicht.

Entscheidend für all das ist Ihre Motivation und die Bereitschaft, etwas in Ihrem Leben zu verändern und sich immer wieder neu darauf einzulassen.

Achtsamkeit entwickelt sich nicht durch eine bewusste einmalige Willensanstrengung, sondern durch Kontinuität und Sanftheit. Üben Sie regelmäßig für eine Zeit, die Sie zwar fordert, aber nicht überfordert. Das ist besser, als unregelmäßig, aber dafür länger zu üben. Jedes Mal, wenn Sie sich für die Haltung der Achtsamkeit entscheiden, entscheiden Sie sich auf positive Weise für sich selbst und Ihr Leben.

Woche 2: Im Kopf leben

Die Dinge sind nie so, wie sie sind. Sie sind immer das, was man aus ihnen macht.

JEAN ANOUILH

Wenn wir in der zweiten Woche wieder zusammenkommen, praktizieren wir nach der Begrüßungsrunde als Erstes gemeinsam den Body-Scan. Die Tatsache, dass wir mit einer Achtsamkeitsübung beginnen und nicht das drängende Bedürfnis befriedigen, den anderen etwas von den Erfahrungen, die wir zu Hause gemacht haben, zu berichten, unterstreicht einmal mehr, dass der Achtsamkeitsansatz, den wir hier lernen, ein erfahrungsbezogener Ansatz ist. Sie können noch so viel wissen: Wenn Sie es nicht praktizieren und damit neue Erfahrungen machen, wird das rein kognitive Wissen keinen wesentlichen Unterschied in Ihrem Leben machen. Etwas Neues kann man am besten darüber lernen, dass man es immer und immer wieder tut. Wenn Sie Achtsamkeit üben, trainieren Sie den Geist darin, die Aufmerksamkeit zu lenken, den Körper besser wahrzunehmen und gelassen zu sein mit dem, was Sie wahrnehmen. Wenn Sie grübeln, trainieren Sie den Geist darin, zu grübeln.

Aber natürlich gibt es nach der Übung Zeit und Raum für den Austausch über die Erfahrungen mit dem Body-Scan im Kurs und zu Hause. In den Gesprächen zeigen sich einerseits positive Aspekte wie: »Ich spüre mich mehr« oder »Die Übung hat auf mich eine so wunderbar entspannende Wirkung« oder »Ich habe das Gefühl, ganz bei mir selbst anzukommen, wenn ich den Body-Scan mache« oder »Ich lerne meinen Körper ganz neu kennen«. Andererseits kristallisieren sich bestimmte Themen oder Schwierigkeiten heraus und die sind interessanterweise in allen Kursen ähnlich:

- Mache ich es richtig?
- Ich hatte keine Zeit zum Üben.
- Die äußeren Bedingungen haben nicht gestimmt.
- Ich war so unruhig, meine Gedanken sind immer wieder abgeschweift.
- Ich konnte mich nicht entspannen.

Die Teilnehmer berichten z. B.: »Ich hatte große Mühe, die richtige Zeit zum Üben zu finden. Immer war noch etwas zu erledigen und ich hatte das Gefühl, ich kann mich jetzt nicht hinlegen und den Body-Scan machen, erst muss ich noch einen Anruf tätigen.« Oder: »Anfangs fand ich die Übung gut, aber dann fingen meine Gedanken an, sich im Kreis zu drehen, und ich habe abgebrochen. Ich fand es draußen zu laut, einmal haben meine Nachbarn Musik gehört. Ein anderes Mal spielten die Kinder vor der Tür.«

Wie wir sehen können, macht jeder Teilnehmer seine ganz individuellen Erfahrungen mit dem Body-Scan (und das gilt für jede andere Achtsamkeitsübung). Es gibt dabei keine richtige oder falsche Erfahrung. Alle sind gleichwertig, weder gut noch schlecht. Dies ist eine der ersten, bedeutsamen Lektionen, die wir durch die Praxis der Achtsamkeit lernen können: Mit Achtsamkeit nehmen wir die Dinge so wahr, wie sie sind, ohne sie verändern zu wollen. Das heißt nicht, dass wir sie mögen müssen, sondern dass wir unsere Wahrnehmung für das öffnen, was ist.

Wenn wir mit der Achtsamkeitspraxis beginnen, erscheint uns diese Idee möglicherweise zunächst banal. Wir gehen davon aus, dass wir die Welt doch immer so wahrnehmen, wie sie ist. Ob dies stimmt, wird in dem Kurs sehr genau untersucht. Dabei stellen wir fest, dass wir die Welt nicht selten durch die Brille unserer Vorannahmen wahrnehmen und daraus automatische Schlussfolgerungen ziehen. Diese sind sehr geprägt von den Erfahrungen, die wir in unserem Leben gemacht haben. Werden wir uns der (nicht selten eher negativ geprägten) Vorannahmen und Schlussfolgerungen bewusst und halten inne, kann dies alleine schon ein Gefühl von Entspannung mit sich bringen. Wir können aufhören zu kämpfen und beginnen, das Leben so zu nehmen, wie es ist.

Aus dieser Perspektive können wir uns dann achtsam mit den Hindernissen und Schwierigkeiten auseinandersetzen, die das Leben uns präsentiert. Hier wollen wir uns einige Aspekte davon am Beispiel des Body-Scan anschauen.

»*Mache ich es auch richtig?*« Bei dieser Frage werden wir mit unserer Gewohnheit konfrontiert, dass wir stets eine Vorstellung davon haben, wie etwas sein sollte. Dies führt dann dazu, dass wir unsere tatsächliche Erfahrung mit der Idealvorstellung vergleichen und meistens eine Enttäuschung erleben, weil die Dinge anders sind als das Ideal. Dieses Thema haben wir schon einmal in Kapitel 5 erläutert, als es um den Sein-Modus ging. Wenn wir beim Body-Scan Zustände von Unruhe, Verspannungen, Abgelenktheit, Schmerzen oder Langeweile erleben, können wir denken, dass diese bei der Übung nicht auftauchen sollten und dass wir etwas falsch machen. Wir werden dann frustriert sein und denken, dass vielleicht die ganze Methode der Achtsamkeit nichts für uns ist, weil wir schon bei der ersten Übung versagen. Dies kann nun sehr leicht in die gedankliche Abwärtsspirale führen. Deshalb ist die Einladung der Achtsamkeit hier, sich darin zu üben, die Enttäuschung wahrzunehmen. D.h. die gegenwärtige Erfahrung, wie immer sie ist, mit all den sie begleitenden Gefühlen anzuerkennen und sie als das zu neh-

TIPPS FÜR DEN BODY-SCAN

- Ungeachtet dessen, was geschieht (wenn Sie z.B. einschlafen, sich nicht mehr konzentrieren können, immer wieder an andere Dinge denken, einen anderen Teil des Körpers fokussieren oder überhaupt nichts spüren), machen Sie weiter! Das ist Ihre Erfahrung im Moment, nehmen Sie diese bewusst wahr.
- Wenn Ihr Geist häufig abschweift, nehmen Sie die Gedanken (als flüchtige Ereignisse) zur Kenntnis und bringen Sie Ihren Geist wieder sanft zum Body-Scan zurück.
- Lassen Sie jegliche Gedanken von »Erfolg«, »Versagen«, »es gut machen wollen« oder »sich zu bemühen, den Körper zu läutern« los. Es handelt sich nicht um einen Wettbewerb. Die Disziplin, die hier erforderlich ist, besteht darin, regelmäßig und häufig zu üben. Tun Sie es mit einer Haltung von Offenheit und Interesse.
- Lassen Sie jegliche Erwartungen los, wofür der Body-Scan gut sein könnte: Stellen Sie es sich so vor, als ob Sie ein Saatkorn säen würden. Je mehr Sie eingreifen, desto weniger wird es sich entfalten können. Ebenso verhält es sich mit dem Body-Scan. Sorgen Sie für geeignete Bedingungen sowie regelmäßiges und häufiges Üben. Das ist alles. Je mehr Sie zu beeinflussen suchen, desto weniger wird das Saatkorn wachsen.
- Versuchen Sie Ihrer Erfahrung in jedem Moment mit einer Haltung der Offenheit zu begegnen und sagen Sie sich: »Okay, so ist es jetzt gerade.« Wenn Sie versuchen, gegen unangenehme Gedanken, Gefühle oder Körperempfindungen anzukämpfen, dann werden die aufwühlenden Gedanken und Gefühle nur stärker.
- Seien Sie achtsam und gegenwärtig. Streben Sie nach nichts, und nehmen Sie die Dinge so an, wie sie sind. Tun Sie es einfach.

(NACH SEGAL, WILLIAMS & TEASDALE 2008, 2012)

men, was sie ist (ein Ereignis im Geist, das auch wieder vergeht), und dann mit der Übung fortzufahren.

Sie haben nichts falsch gemacht, diese Zustände gehören einfach zu der Übung und zum Leben dazu. Das mag ungewöhnlich klingen, hat aber einen großen Nutzen, der sich allerdings nur dadurch erschließt, wenn Sie es ausprobieren.

Wann immer Sie also in der nächsten Zeit bei einer Achtsamkeitsübung oder auch im alltäglichen Leben eine ungewollte und/oder unangenehme Erfahrung machen, schauen Sie, ob es möglich ist, sie zu registrieren als das, was sie ist – unangenehm, ungewollt – und es dann einfach mal für einen Moment dabei zu belassen. Wenn Sie mögen, schreiben Sie auf, was Sie dabei erleben.

»*Ich war so unruhig, meine Gedanken sind immer wieder abgeschweift.*« Dies ist eine der wichtigsten Erfahrungen, die man zu Beginn macht – der Geist schweift ständig ab. Manche Menschen haben die Vorstellung, bei der Meditation gehe es darum, eine Art *Gedankenleere* zu erreichen: vielleicht eines der größten Missverständnisse in Bezug auf diesen Übungsweg, die es gibt.

Die Abstände zwischen den Gedankenausflügen mögen sich mit der Zeit verändern und man gibt dem nicht mehr so viel Bedeutung. Aber die Tatsache, dass die Gedanken wandern, die bleibt. Das gesamte Wesen unseres Verstandes besteht darin, dass er ständig umherschweift und entweder ein Problem zu lösen versucht oder den Dingen eine Bedeutung gibt. Das können wir nicht abstellen, auch nicht durch die Meditation. Aber wir können es erkennen, erforschen und eine andere Beziehung dazu entwickeln. Eine, die geprägt ist von Verständnis, Geduld und Vertrauen. Wir können mit der Zeit lernen, das »Geplapper« in unserem Kopf wie eine Art Hintergrundgeräusch wahrzunehmen, so als wenn im Hintergrund leise ein Radio läuft. Wir wissen, dass es läuft, wir kennen den Sender und was gerade gespielt wird, wir lassen uns dadurch aber nicht beeinflussen und fahren mit der Übung fort.

Bei den Achtsamkeitsübungen wird die alte Gewohnheit des Grübelns und Analysierens, die bei depressiven Menschen besonders ausgeprägt ist, immer wieder auftauchen, und so ist jede Übung eine Gelegenheit, uns in der neuen Fertigkeit der achtsamen Präsenz zu üben. Die Essenz der Achtsamkeit besteht in der Bereitschaft, immer und immer wieder von vorne zu beginnen.

Das oben Gesagte gilt auch für andere Schwierigkeiten, die beim Üben auftreten können. In jedem Fall sind sie keine Fehler, sondern einfach Teil des Weges und somit Möglichkeiten, etwas zu lernen.

Was wir beim Body-Scan lernen können

- Die Aufmerksamkeit bewusst zu lenken.
- Eine Weile bei einer Erfahrung zu bleiben.
- Sich bewusst von einer Erfahrung zu lösen (auch wenn sie einem gefällt).
- Das Wandern der Gedanken als solches zu erkennen und sich nicht in die Gedankenschleifen hineinziehen zu lassen.
- Die Dinge so wahrzunehmen und sie so sein zu lassen, wie sie sind.
- Mit der Ebene der körperlichen Empfindungen in Kontakt kommen und damit mit einem intuitiven, unmittelbaren Wissen.

Wie sich aus negativen Gedanken eine Depression entwickeln kann

Das Kernthema der zweiten Stunde ist der Zusammenhang zwischen unseren Gedanken und den dadurch ausgelösten Gefühlen.

Je nachdem, wie Sie eine Situation interpretieren, d. h. was Sie über ein Ereignis denken, entsprechend fühlen Sie sich in der Folge. Die Gedanken und Interpretationen sind uns häufig als solche nicht bewusst bzw. wir halten sie für wahr. Nur deshalb haben sie einen so gravierenden Einfluss auf unsere Stimmung und können in depressive Gefühle und Angstgedanken münden.

Lassen Sie uns das ein wenig näher erforschen. Bitte stellen Sie sich einmal folgende Situation vor: Sie gehen eine Straße entlang. Auf der anderen Straßenseite sehen Sie eine Person, die Sie kennen. Sie lächeln und winken ihr zu. Die Person schaut Sie aber nicht an und geht weiter.

Was geht Ihnen durch den Sinn: Welche Gedanken tauchen auf, welches Gefühl? Gibt es Körperempfindungen, die Sie wahrnehmen? Handlungsimpulse, die Sie bemerken?

Nehmen Sie sich einen Moment Zeit, Ihre Reaktionen zu reflektieren. Sie können diese Übung auch mit Freunden machen und gemeinsam sammeln, was in jedem von Ihnen hochkommt.

Sie werden vielleicht erstaunt sein, weil es ganz unterschiedliche Reaktionsweisen auf diese Situation gibt. Sie könnten z. B. denken: »Oh, er hat mich nicht gesehen.« Oder aber: »Er mag mich bestimmt nicht, was habe ich falsch gemacht?« Eine andere Möglichkeit wäre zu denken: »Er hat vielleicht einen schlechten Tag, hoffentlich ist es nicht so schlimm«, oder aber: »Hat er was gegen mich? Keiner mag mich, er auch nicht.«

Auch auf der Gefühlsebene könnten ganz unterschiedliche Reaktionen auftreten wie: »Ich habe mich zurückgestoßen gefühlt und bin traurig geworden.« »Ich war wütend auf ihn und habe gedacht: Dann eben nicht.« Oder »Ich war besorgt um ihn, ob es ihm vielleicht nicht so gut geht.« Auf der Handlungsebene können Impulse entstehen wie: »Ich wollte am liebsten hingehen und ihn fragen, ob er mich nicht gesehen hat«, »Ich habe auch weggeschaut« oder »Ich wollte am liebsten hingehen und ihn rütteln und schütteln.«

Diese Reaktionen zeigen, wie unterschiedlich die Wahrnehmung dieser Situation sein kann, je nachdem, wie wir über sie denken. Und dies ist bei jedem anders, deshalb können die Gedanken, die wir haben, nicht die Wahrheit abbilden, sondern sagen uns vielleicht eher etwas über unseren eigenen Gemütszustand.

Und Sie können sich auch einmal fragen, wie Sie gedacht und gefühlt hätten, je nachdem, in welcher Stimmung Sie gerade waren: Wenn es Ihnen gut geht, wie interpretieren Sie das Nicht-Grüßen dann? Und wenn Sie depressiv gestimmt sind, wie würden Sie dann über das Verhalten der Person denken?

Entsprechend der Stimmung, in der Sie sind, fällt Ihre Interpretation aus. Je schlechter es Ihnen selbst geht, desto negativer werden Sie auch über die Situation denken. Die meisten Menschen bemerken in der Reflexion, dass sich diese negativen Gedanken dann eher auf sie selbst beziehen, also z. B. »Ich bin schuld, er mag mich nicht. Ich habe etwas falsch gemacht. Niemand liebt mich, ich bin ganz alleine«.

Negativ gefärbte Gedanken können also auch ein Frühwarnsymptom einer Stimmungsveränderung in Richtung Depression sein.

Was Sie durch diese Übung erkennen können

- Es ist nicht so sehr das, was geschieht, sondern das, was wir daraus machen, was unsere inneren Reaktionen bestimmt.
- Unsere Gedanken haben einen Einfluss auf den Körper und die Gefühle.
- Unsere Reaktionen können aus alten Mustern gespeist sein.
- Menschen haben unterschiedliche Sichtweisen auf die Dinge. Unsere Interpretationen sind keine Abbildungen der Wirklichkeit.
- Und jeder Mensch wird die gleiche Situation oft auch unterschiedlich interpretieren, je nachdem, in welcher Stimmung er ist.
- Unsere Interpretationen einer Situation und die anschließenden emotionalen und kognitiven Reaktionen darauf beeinflussen die Entstehung und die Aufrechterhaltung einer depressiven Stimmung.

(IN ANLEHNUNG AN SEGAL, WILLIAMS UND TEASDALE)

Um sich vor depressiven Rückfällen, unkontrollierbaren Angstattacken und dem Sog des Grübelns zu schützen, ist es hilfreich, zunächst einmal den Geist darin zu schulen, sich auf ein Objekt/eine Sache zu konzentrieren und dabei zu bleiben. Das haben wir ja schon beim Body-Scan kennengelernt. Eine weitere sehr hilfreiche Übung, um diese Fähigkeit zu trainieren, ist, sich mit der Achtsamkeit beim Atem zu verankern. Auch diese Übung habe ich bereits vorgestellt. Im Verlauf des Kurses wird sie in der zweiten Einheit für etwa zehn Minuten praktiziert. Im nächsten Schritt üben wir dann, dieses achtsame Gewahrsein auf die Körperempfindungen zu lenken und dort zu verweilen.

Im Folgenden finden Sie zunächst einige Erläuterungen zur Körperhaltung, in der Sie die formalen Achtsamkeitsübungen im Sitzen am besten durchführen können. Anschließend folgt eine Anleitung für die achtsame Wahrnehmung des Körpers und der Körperempfindungen.

Zur Vorbereitung für alle Übungen im Sitzen ist es gut, sich ein paar Aspekte einer unterstützenden Sitzhaltung zu vergegenwärtigen. Wir sitzen aufrecht und würdevoll, aber nicht steif. Wir können auf dem Boden sitzen oder auf einem Stuhl, beides ist gleichwertig. Und wann immer wir bemerken, dass unser Körper in sein gewohntes Haltungsschema zurückgefallen ist, können wir dies freundlich zur Kenntnis nehmen und uns dann ganz bewusst wieder aufrichten. Wir tun dies achtsam in dem Wissen, dass genauso wie der Geist auch der Körper automatisch in alte Gewohnheitsmuster fällt.

Merkmale einer hilfreichen Sitzhaltung für die Meditation

- Die Sitzhaltung ist aufrecht und stabil – entweder auf dem Boden auf einem Kissen, auf einem Meditationsbänkchen oder auf einem Stuhl, am besten mit gerader Sitzfläche.

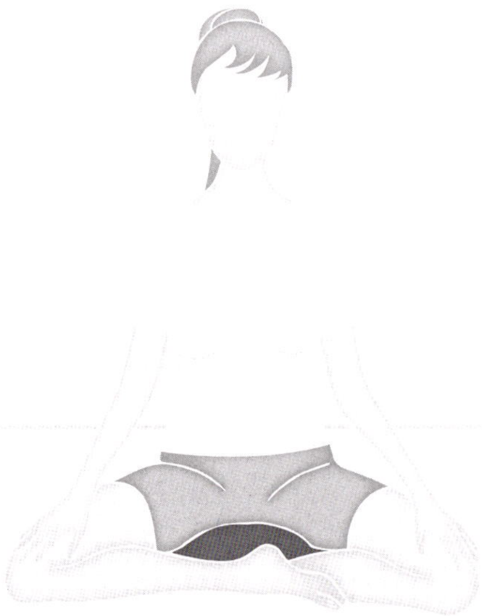

- Das Becken ist möglichst im Gleichgewicht, so als sei es eine Schale, die mit Wasser gefüllt ist. Es sollte also nicht zu sehr nach vorn oder hinten gekippt sein. Vielleicht hilft dabei die Vorstellung, dass das Wasser nicht aus der Schale herausfließen sollte.
- Die Wirbelsäule wächst wie eine Pflanze aus dieser Schale heraus, aufrecht, stabil, gerade, aber nicht angespannt oder steif.
- Der Nacken ist gedehnt in Verlängerung des Rückens, der Kopf aufrecht, das Kinn leicht Richtung Brustkorb geneigt, sodass die Dehnung in der Wirbelsäule dadurch unterstützt wird.
- Die Schultern sind möglichst entspannt.
- Die gesamte Körperhaltung ist aufrecht, offen und würdevoll und gleichzeitig entspannt und geschmeidig, sodass wir mit Neugier den Geist und all seine Regungen beobachten können.
- Die Spannung im Körper ist vergleichbar mit der einer gut gespannten Gitarrensaite – nicht zu fest und nicht zu locker.

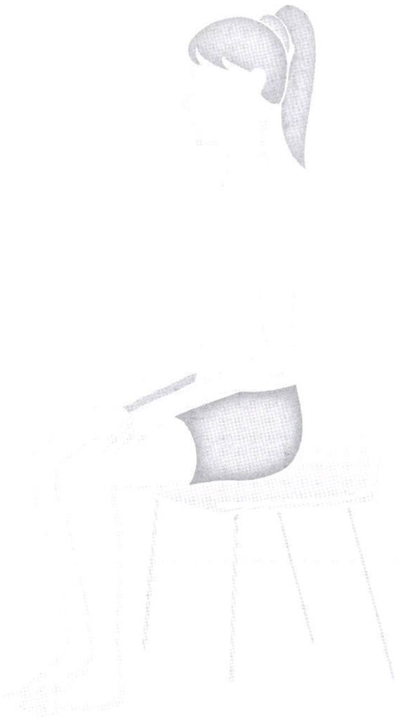

ÜBUNGSANLEITUNG

Achtsamkeit auf den Körper und die Körperempfindungen

Sich beim Atmen sammeln

Setzen Sie sich in eine bequeme, aufrechte Körperhaltung auf einen Stuhl, auf ein Bänkchen oder ein Meditationskissen und nehmen Sie sich Zeit, auf Ihrem Platz anzukommen.

Spüren Sie den Kontakt des Gesäßes mit der Sitzfläche, die Füße oder Beine im Kontakt mit dem Boden. Spüren Sie den ganzen Körper im Sitzen.

Werden Sie sich nun des Atems bewusst und erleben Sie, wie er in den Körper einströmt ...

... und wie er wieder aus dem Körper herausströmt. Vielleicht nehmen Sie wahr, wie er hinunter in den Bauch fließt, oder Sie spüren den Atem am deutlichsten im Bereich des Brustkorbs oder auch an der Nase. So gut es geht bleiben Sie für einige Momente bei der bewussten Wahrnehmung des Atems.

Und wenn Sie merken, dass die Gedanken vom Fokus auf den Atem abschweifen, kehren Sie wieder zum Atem zurück – sanft und freundlich, mit der klaren Motivation, sich auf den Atem zu konzentrieren.

Atemzug für Atemzug beim Atem sein, so, wie er in diesem Moment ist, ohne ihn zu kontrollieren oder zu bewerten.

Den Fokus auf die Körperempfindungen lenken

Dann verändern Sie den Fokus und lenken Sie die Aufmerksamkeit auf den Körper als Ganzes, auf die Sitzhaltung, den Gesichtsausdruck. Den Körper wahrnehmen vom Kopf bis zu den Füßen so, wie er sich gerade jetzt anfühlt.

Wenn Sie so mit dem Körper in bewusstem Kontakt sind, dann kann es sein, dass einzelne Empfindungen in den Vordergrund der Aufmerksamkeit treten: Empfindungen des Atems, Empfindungen von Kontakt oder Berührung mit der Unterlage, auf der Sie sitzen. Empfindungen von Kälte oder Wärme, Feuchtigkeit oder Trockenheit oder andere Körperempfindungen wie etwa Kribbeln, Pochen, Strömen oder Ziehen.

Wie fühlt es sich an der Hautoberfläche an?

Wie fühlt es sich im Inneren des Körpers an?

Das Kommen und Gehen von Körperempfindungen wahrnehmen. Und wenn da keine spezifischen Empfindungen sind, dann erleben Sie die Wahrnehmung des gesamten Körpers.

Auch bei der bewussten Körperwahrnehmung können immer wieder Gedanken auftreten, die die Erfahrungen bewerten oder sich mit etwas ganz anderem beschäftigen. Werden Sie sich einfach von Zeit zu Zeit bewusst, wo die Gedanken gerade sind. All unsere Erfahrungen werden von Gedanken begleitet, in dieser Übung müssen Sie ihnen keinen besonderen Wert beimessen. Sie können sie einfach da sein lassen und wieder zur Körperwahrnehmung zurückkehren.

Die Übung abschließen

Noch einen Moment dabei bleiben, und nun kehren Sie zum Abschluss noch einmal zur bewussten Wahrnehmung des Atems zurück. Nehmen Sie einige Atemzüge lang das Kommen und Gehen des Atems wahr, bevor Sie sich entscheiden, die Übung zu beenden. Strecken Sie sich dann ein wenig, vielleicht mögen Sie sich sanft über das Gesicht streichen oder die Schultern bewegen. Stehen Sie langsam auf und gehen für ein paar Momente entspannt hin und her.

Woche 3: Den unruhigen Geist nach Hause bringen

In der dritten Kurseinheit geht es weiter darum zu erforschen, wie es möglich ist, den Tun-Modus zu erkennen und wenn nötig daraus auszusteigen. Mehr und mehr wird durch das Üben von Achtsamkeit auch spürbar, wie schwierig es ist, aufmerksam zu sein. Das zu erkennen kann Ungeduld auslösen. Die Achtsamkeitspraxis zeigt uns, dass es möglich ist, *mit* den Hindernissen und dem, was wir nicht mögen, ein gutes Leben zu führen – und nicht *trotz* der Schwierigkeiten. Vielleicht haben Sie parallel zum Lesen mit den Achtsamkeitsübungen begonnen und bemerkt, dass es in der Haltung, wie Sie mit sich und Ihrem Alltag umgehen, schon Veränderungen gibt. Vielleicht wird Ihnen aber auch erst einmal deutlich, wie stark die Kräfte der Gewohnheitsmuster auf körperlicher oder geistiger Ebene sind, und Sie wissen noch nicht, wo das alles hinführen soll. Was immer Sie erleben: Es ist in Ordnung und Teil des Weges. Denken Sie daran, es gibt keine richtige oder falsche Erfahrung, sondern nur das, was im Augenblick ist. Erlauben Sie sich mit der Haltung von Freundlichkeit und Milde so zu sein, wie Sie nun gerade sind.

Karin erzählte in der dritten Stunde des Kurses von einer ganz alltäglichen Begebenheit, die sie, gerade weil das Erlebnis so gewöhnlich ist, wirklich aufgerüttelt habe:

» Ich hatte einen neuen Schrank bestellt und bekam schließlich die Nachricht, dass er am nächsten Tag geliefert werden sollte. Ich hatte schon etwas angezahlt, die Restzahlung war bei Lieferung in bar fällig. An diesem Tag war ich sehr beschäftigt, meine Tochter hatte eine Prüfung in der Schule und mit meinem Mann hatte ich morgens eine Auseinandersetzung. Mir ging es nicht besonders gut und ich war in Eile. Ich hatte mir vorgenommen, auf dem Weg zur Arbeit noch bei der Bank vorbeizufahren und das Geld für den Schrank abzuheben. Als ich schon unterwegs war, bekam ich einen Anruf von der Lieferfirma, die mir mitteilte, dass etwas dazwischen gekommen sei und dass sie mir den Schrank leider erst nächste oder übernächste Woche liefern können, sie würden sich melden. Ich war total enttäuscht, mir gingen jede Menge Gedanken durch den Kopf, ich hatte mich so gefreut und nun dieser Frust. Schließlich konnte ich es so lassen und dachte über andere Sachen nach. Ich hielt auf dem Weg zur Arbeit noch kurz im Supermarkt an, um einen Pausensnack zu kaufen, und ging dann in die Bank. Ich hob das Geld für den Schrank ab, steckte es ein und holte noch einen Kontoauszug. Danach fuhr ich zur Arbeit. Als ich dort meine Tasche in meinen Schrank stellte, wurde mir auf einmal klar, dass ich ja das Geld in der Tasche hatte. Ich hatte es abgehoben, ohne darüber nachzudenken, dass ich es ja gar nicht brauchte. Der Schrank kam ja vorerst nicht. Ich musste sofort an das denken, was wir im Kurs über den Autopiloten gehört hatten.

Wie können wir aufwachen? Nur, indem wir es immer und immer wieder üben und uns daran erinnern, in die Gegenwart zurückzukommen. Sicherlich aber nicht, indem wir uns für die Momente, in denen wir nicht wach sind, verurteilen oder schlecht machen. Genau der Moment, in dem wir bemerken, dass wir nicht achtsam sind, ist ein Moment von höchster Achtsamkeit, pflegt meine Kollegin Linda Lehrhaupt gerne zu sagen. Das hört sich paradox an, bringt es aber auf den Punkt.

Es ist sehr wichtig zu verstehen, dass es ebenso bedeutsam ist, die Unbewusstheit wahrzunehmen (weil uns diese Erkenntnis sofort in den gegenwärtigen Augenblick holt), wie konzentriert bei einem einzigen Objekt oder einer Erfahrung zu bleiben. Beides ist gleichwertig und hilft uns zu erkennen, worauf unser Geist gerade ausgerichtet ist.

Häufig verändert sich durch diese bewusste Wahrnehmung bereits die Qualität der Erfahrung. Das haben wir auch schon bei der Rosinenübung erlebt. Wir verbinden uns mit dem Augenblick und wissen, was vor sich geht. Das führt dazu, dass wir uns lebendiger fühlen. Wir können die Perspektive wechseln und mehr und mehr auch das Schöne, den Reichtum des Augenblicks erkennen. Dies gelingt nicht, wenn wir nur in alten Bahnen denken und auf ausgetretenen Wegen gehen. Achtsamkeit ist immer auch die Einladung, den Blickwinkel zu ändern, aus dem heraus Sie Ihre Erfahrung betrachten.

Das Für und Wider des Autopiloten als Teil des Tun-Modus

Der Definition nach übernimmt der Autopilot z. B. auf Schiffen oder in Flugzeugen die Steuerung nach einem festen Kurs, nach einer vorgegebenen Route. Auf unsere Psyche bezogen heißt das, dass im Autopiloten-Modus unseres Bewusstseins alte Reaktionsmuster ganz leicht ausgelöst werden können und wir dann ohne bewusste Selbstwahrnehmung agieren. Wir verfallen in automatisierte Gedankenmuster, ohne diese Gedanken zu hinterfragen.

VORTEILE DES AUTOPILOTEN

- Wir können Dinge schnell und ohne darüber nachzudenken erledigen.
- Wir können komplexe Aufgaben mit nur geringem Energieaufwand für entsprechende kognitive Prozesse ausführen, müssen also nicht groß darüber nachdenken, was wir wie tun. Ein klassisches Beispiel hierfür ist das Autofahren.
- Wir haben mehr Energie frei für andere Dinge.

NACHTEILE DES AUTOPILOTEN

- Er greift auf gelernte, automatisierte Gewohnheiten zurück, die der aktuellen Situation womöglich gar nicht angemessen sind.
- Auch unsere Psyche, die inneren Verarbeitungsprozesse auf der Ebene von Gedanken, Gefühlen und Handlungsimpulsen, werden von den automatisierten Mustern bestimmt.
- Wenn wir nicht bewusst und wach sind, haben wir keine Kontrolle über die Gewohnheiten.
- Bevor wir uns versehen, sind wir schon gefangen in den alten Denkmustern, ohne es zu merken.
- Wenn wir durch eine Depression oder Ängste vorbelastet sind, kann der Autopilot leicht in negative Denkgewohnheiten münden, die dann wiederum unsere Gefühle beeinflussen.
- Grübeln und Vermeiden hält die Depression dann aufrecht und vertieft sie.
- Wir verpassen einen großen Teil unseres Lebens und damit auch die vielen Gelegenheiten, den Reichtum unserer Erfahrung zu spüren.

In der dritten Kurseinheit fahren wir einfach geduldig mit der Übungspraxis fort. Ziel ist es, die Achtsamkeit zu vertiefen, den Kontakt zum Körper und seinen Signalen zu stärken und das, was wir im Kurs lernen, mehr und mehr im Alltag anzuwenden.

Zunächst einmal beginnen wir diese Einheit mit einer Übung, die uns hilft, eine Erfahrung des Sein-Modus zu machen. Es ist die Übung des bewussten Sehens oder des bewussten Hörens (Letztere haben wir schon in Kapitel 5 kennengelernt).

Wenn Sie mögen, können Sie jetzt die Übung des bewussten Sehens auf der nächsten Seite ausprobieren.

Bei der Übung des achtsamen Sehens gibt es die Gelegenheit, dem, was sonst von ganz alleine geschieht, bewusste Aufmerksamkeit zu schenken und es zu erforschen. Wie bei der Rosinenübung können wir ganz neue Aspekte an einer uns bekannten Erfahrung entdecken. Deutlich wird bei dieser Übung auch, dass wir beim Sehen verschiedene Möglichkeiten haben. Eine wäre, den Blick eng zu stellen und ein konkretes Objekt in den Fokus zu nehmen, wie bei einem Teleobjektiv. Eine andere ist, auf Weitwinkel zu stellen und das ganze Bild in den Blick zu nehmen, die gesamte Weite zuzulassen. Aber wir können uns auch ohne eine spezielle Absicht einfach öffnen und schauen und uns überraschen lassen von dem, was von selbst in unser Blickfeld kommt.

Auch unsere Aufmerksamkeit können wir a) fokussieren, b) weit stellen oder c) entspannt öffnen. Dies sind drei Fähigkeiten, die wir in unserem Leben zu unterschiedlichen Zeiten nutzen können: Mal ist es nötig, bei einer Sache zu bleiben und sie zu durchdringen. Mal ist es hilfreich, den Blick weit zu stellen und das Ganze in Augenschein zu nehmen und so die Perspektive zu wechseln. Mal ist es gut, ganz ohne Ziel und Erwartung völlig offen zu sein. Mit der Praxis der Achtsamkeit können wir die Freiheit entwickeln zu erkennen, zu welchem Zeitpunkt welche der drei Qualitäten besonders nützlich ist. In der Depression oder bei Angstzuständen ist häufig ein Perspektivenwechsel der erste Schritt, um sich aus der inneren Enge zu befreien.

ÜBUNGSANLEITUNG

Achtsames Sehen

Setzen Sie sich bequem und aufrecht hin und so, dass Sie aus einem Fenster schauen können. Nehmen Sie sich einen Moment Zeit, sich auf Ihren Atem einzustimmen.
Richten Sie dann Ihre Aufmerksamkeit auf das Schauen, die Sinneserfahrung des Sehens. Lassen Sie Ihren Blick schweifen. Nehmen Sie das gesamte Bild wahr, das in Ihrem Blickfeld auftaucht. Nehmen Sie die verschiedenen Ebenen wahr: den Vordergrund, den Mittelgrund, den Hintergrund, die Formen und die Farben.
Welche Gedanken entstehen, wenn Sie so schauen?
Vielleicht werden bestimmte Gefühle in Ihnen ausgelöst?
Seien Sie sich der Reaktionen bewusst, die das Sehen in Ihnen auslöst, und kehren Sie so gut es geht immer wieder zur Sinneserfahrung des Sehens zurück. Sie müssen nichts tun, das Sehen geschieht von ganz alleine.
Und nun suchen Sie ein Objekt in Ihrem Blickfeld, das Sie fixieren möchten. Konzentrieren Sie den Blick auf diesen Punkt und bleiben Sie dort. Wie nehmen Sie jetzt die Umgebung des Objektes wahr, auf das Sie Ihren Blick richten? Was geschieht mit dem Rest des Bildes?
Lassen Sie den Fokus Ihrer Aufmerksamkeit jetzt weich werden.
Dann dehnen Sie das Feld Ihrer Aufmerksamkeit aus, bis es das ganze Bild umfasst, das vor Ihnen liegt.
Können Sie den Fokus der Aufmerksamkeit verändern, ohne die Augen dabei zu bewegen, oder ist beides gekoppelt?
Wie fühlt es sich an, wenn sich die Aufmerksamkeit jetzt gleichmäßig über das gesamte Bild verteilt? Können Sie Veränderungen im Körper wahrnehmen? Ändert sich die Qualität der Gedanken?
Was wandelt sich, wenn Sie die Aufmerksamkeit jetzt wieder laserscharf auf einen neuen Punkt konzentrieren?
Spielen Sie mit den Möglichkeiten: einmal fokussiertes Schauen, einmal Weitwinkel und wenn Sie mögen, können Sie auch ganz ohne Absicht entspannt schauen und das wahrnehmen, was in Ihr Blickfeld kommt.
Dann beenden Sie dieses interessierte Schauen langsam und richten Sie die Aufmerksamkeit wieder auf den ein- und ausströmenden Atem. Nachdem Sie einige Momente dort verweilt haben, nehmen Sie mit leicht geöffneten Augen den Raum um sich herum wahr und beenden die Übung langsam.

Wenn es Ihnen nach Räkeln, Strecken, Gähnen zumute ist, geben Sie dem nach. Wenn Sie mögen, machen Sie sich einige Notizen, was Sie bei dieser Übung erlebt haben.

Eigenschaften der Aufmerksamkeit

- Unsere bewusste Aufmerksamkeit hat eine begrenzte Aufnahmekapazität, was das Phänomen erklärt, dass wir ermüden, wenn wir uns für eine längere Zeit konzentrieren.
- Der Aufmerksamkeitsfokus kann eng oder weit gestellt werden.
- Die Aufmerksamkeit kann gefangen sein von etwas, was zufällig auftritt, oder bewusst auf etwas gerichtet werden.
- Die Aufmerksamkeit lässt sich bewusst auf Empfindungen richten (Empfindungen von außen oder im Inneren des Körpers) oder sie kann auf den Geist selbst und seine Zustände gerichtet sein (wie etwa Erinnerungen, Tagträume, Pläne).

Die Übungspraxis in den Alltag bringen: Der Drei-Schritte-Atemraum

Damit sich die Haltung der bewussten Aufmerksamkeit auch wirklich in unserem Alltag festigt, müssen wir sie immer wieder üben. Wie wir gesehen haben, sind die alten Muster sehr hartnäckig und sie stellen sich automatisch ein, ohne dass wir dies verhindern können. Um uns ihrer bewusst zu werden und Handlungsspielräume zu erschaffen, brauchen wir die Bereitschaft, immer wieder aus dem Autopiloten auszusteigen, um dann zu schauen, was der nächste Schritt ist. Mit der Drei-Schritte-Atemraum-Übung, die wir bereits in Kapitel 5 kennengelernt haben, können Sie sich diese Möglichkeit eröffnen.

Damit die Übung in Ihrem Alltag greifen kann, ist es hilfreich, sie regelmäßig zu praktizieren. So gewöhnen Sie sich daran, sich Zeit zum Spüren zu nehmen und zu erkennen, was gerade vor sich geht, bevor Sie handeln oder Impulsen folgen. Die Übung kann ein erster sinnvoller Schritt in stressigen oder schwierigen Situationen sein und viele Teilnehmer in MBCT-Kursen finden sie sehr nützlich.

Machen Sie sie für eine Weile täglich zwei bis drei Mal zu festgelegten Zeiten. Hierzu eignen sich am besten Übergangszeiten im Alltag, z. B. wenn Sie von der Arbeit nach Hause kommen oder wenn die Kinder aus dem Haus gegangen sind und Sie sich aufmachen, den Haushalt und Einkauf zu erledigen. Wenn Sie ins Büro kommen, bevor Sie von den Dingen auf Ihrem Schreibtisch mit Beschlag belegt werden oder abends, bevor Sie sich zum Schlafen hinlegen. Nehmen Sie sich Zeit, Ihren Alltagsrhythmus zu reflektieren und zu überlegen, wo diese Übung am besten in Ihr Leben passt. Und dann machen Sie sie einfach einige Wochen lang zu den festgelegten Zeiten, egal ob Ihnen danach ist oder nicht, und schauen Sie, was Sie dabei erleben. Später werden wir sehen, wie man diese Übung auch noch gezielt einsetzen kann, um konstruktiv mit negativen Stimmungen und Gedanken umzugehen. Wie schon bei den anderen Übungen kann es auch hier hilfreich sein, sich Notizen zu machen zu den Erfahrungen, die dabei auftreten.

Achtsame Körperarbeit

In der dritten Stunde des MBCT-Kurses lernen wir auch einige achtsame Körperübungen kennen. Diese Übungen helfen auf eine andere Weise als der Body-Scan, das Körperbewusstsein zu stärken und die Signale unseres Körpers (wieder) wahr- und ernst zu nehmen. Eine Anleitung für eine solche Übungsreihe finden Sie auch auf der CD *Stress bewältigen mit Achtsamkeit* (Lehrhaupt, Meibert, Krudup 2013).

Diese relativ einfachen Bewegungsübungen im Liegen, im Sitzen und im Stehen können die Flexibilität des Körpers verbessern und ermöglichen vielen Teilnehmern einen neuen Zugang zu ihrem Körper. Dieser Kontakt ist besonders wichtig, wenn Sie unter Depressionen oder Ängsten leiden:

Der Körper gibt uns ständig Rückmeldung über unsere Befindlichkeit, über unsere Bedürfnisse und unsere Stimmung. Wenn Sie diese Signale jedoch nicht wahrnehmen, kann es leicht zur schon beschriebenen Grübelspirale kommen, die Sie wieder in eine schlechte Stimmung bringt.

Durch die körperorientierten Übungen im MBCT-Programm entsteht ein besseres Verständnis für die Signale des Körpers. Wir können den Zusammenhang zwischen Gedanken, Gefühlen und wie sich diese im Körper ausdrücken, besser wahrnehmen und verstehen lernen und kommen darüber stärker in Kontakt mit uns selbst. Immer wieder finden wir uns in der Praxis der Achtsamkeit bei der Körperwahrnehmung ein. Dies ermöglicht uns, in unserem Alltag zunehmend wach und präsent zu sein und uns für alle Facetten und Erfahrungen unseres Daseins zu öffnen, ob angenehm oder unangenehm. Zudem haben die Körperübungen auch eine belebende Wirkung und helfen, die Muskeln zu entspannen.

Deshalb möchte ich Sie an dieser Stelle einladen zu schauen, ob Sie sich für eine wie auch immer geartete Form der Körperübung begeistern können. Dies können Yoga-Übungen sein, die Sie vielleicht schon kennen, oder auch beispielsweise Qi-Gong- oder Tai-Chi-Übungen. Im Grunde eignet sich jede Form von Bewegungsübung, wenn Sie sich entscheiden, sie regelmäßig und mit Achtsamkeit auszuführen.

Woche 4: Aversion bewusst wahrnehmen

Die Straße des geringsten Widerstandes ist nur am Anfang asphaltiert.

HANS KASPER

Wir sind als Menschen geneigt, den Weg des geringsten Widerstandes zu suchen, wenn es darum geht, Unangenehmes, Herausforderndes im Leben zu vermeiden. Solche Schwierigkeiten können eine Auseinandersetzung mit dem Chef sein, eine unangenehme medizinische Untersuchung, ein Verkehrsstau, eine lebensbedrohliche Erkrankung, ein Gefühl der Verzweiflung, eine schlechte Stimmung, negative Gedanken über die eigene Person, Gefühle von Versagen und Unzulänglichkeit oder eine schmerzhafte Erinnerung.

Da wir alle von Natur aus glücklich sein wollen, tendieren wir dazu, einen Weg einzuschlagen, der uns möglichst einfach und ohne Hindernisse erscheint, eben eine asphaltierte Straße. Wenn wir uns aber hauptsächlich darauf konzentrieren, wie wir Unangenehmes in unserem Leben vermeiden können, kommen wir vermutlich nicht weit. Wie lange bleibt die Straße asphaltiert und leicht befahrbar? Viele der Strategien, die wir anwenden, um uns gut zu fühlen, führen nur kurzfristig zum Erfolg, langfristig aber bringen sie das Unangenehme wieder zurück, manchmal in noch stärkerer Form und mit mehr Macht als zuvor. Achtsamkeit dagegen ist eine innere Haltung, die es uns ermöglicht, auch in schwierigen Zeiten mit dem Leben in Kontakt zu bleiben. Und sie lädt uns ein, uns dem Unangenehmen zuzuwenden.

Doris berichtete am vierten Abend des MBCT-Kurses:

» Ich war am Anfang des Kurses ziemlich enttäuscht. Ich bin hierhergekommen, um meine depressiven Stimmungsschwankungen wegzubekommen. Dann sagten Sie schon im Vorgespräch, dass es bei diesem Ansatz nicht darum geht, etwas wegzubekommen, sondern darum, sich mit dem Schwierigen zu beschäftigen, aber auf eine hilfreiche Weise, sodass man nicht mehr darunter leidet. Ich habe das ehrlich gesagt im Vorgespräch nicht verstanden. Ich glaube, ich habe es einfach überhört, weil ich unbedingt raus wollte aus der Depression und diese ständigen Ängste und Grübeleien nicht mehr ertragen konnte. Als wir dann in der ersten Stunde zusammenkamen und Sie mit uns die Rosinenübung und den Body-Scan machten, habe ich stark gezweifelt, ob ich hier wirklich richtig bin. Doch nach und nach habe ich dann verstanden, dass es wirklich nicht sinnvoll ist, immer wegzuschauen, wenn es unangenehm wird, und dass die Hilfe, die ich brauche, auch nicht von außen kommt, sondern dass ich sie nur in mir finden kann. Ich habe schon so viel Zeit und Energie darin investiert, meine Krankheit zu bekämpfen, mit Medikamenten, mit Sport, mit Gesprächen ... Ich bin dabei aber immer vor mir weggelaufen. Gerade in den Zeiten, in denen ich exzessiv gejoggt bin, ging es eigentlich darum, den inneren Aufruhr zu besänftigen. Nach dem Laufen ging es mir auch eine Weile etwas besser, aber dann kamen die negativen Gedanken erneut mit aller Wucht. Und das Schlimmste war, dass ich mich dann auch noch zusätzlich als Versagerin gefühlt habe, weil ich doch Sport getrieben habe und das gut sein soll gegen Depressionen. Bei mir klappt das auch nicht, dachte ich. Ich bin auf der ganzen Linie eine Versagerin. Aber jetzt wird mir immer klarer, dass diese innere Einstellung des Kampfes, des Vermeidenwollens das eigentliche Problem ist. Ich bin froh, dass ich schon so weit bin. Wie es nun wird, wenn ich mich dem Unangenehmen zuwende, das werden wir sehen. Ich bin jedenfalls bereit dazu.«

Leid beginnt da, wo wir die Dinge anders haben wollen, als sie sind

Bei der Übung der Achtsamkeit geht es nicht darum, vom Leid wegzukommen, sondern das Schwierige zu erforschen und kennenzulernen. Auf diese Weise erkennen wir seine Ursachen und können Wege finden, die uns wirklich helfen, Leid in unserem Leben zu verringern. Denn die Ursachen des Leids liegen nicht, wie wir das normalerweise meinen, nur im Außen, z.B. in einer schwierigen Kindheit, einem ungerechten Chef, schlechten Arbeitsverhältnissen, einer Erkrankung oder was immer Sie für die Ursache halten mögen. Natürlich haben diese Dinge einen Einfluss darauf, wie wir uns entwickeln und in der jeweiligen Situation fühlen. Und wir müssen Ungerechtigkeiten benennen und uns dagegen wehren. Achtsamkeit ruft uns keineswegs zur Passivität auf oder dazu, nun die Schuld in der eigenen Person zu suchen. Dennoch sind diese äußeren Umstände nicht alleine verantwortlich. Einen wesentlichen Einfluss darauf, ob wir unter den Widrigkeiten des Lebens leiden, hat die innere Haltung, mit der wir ihnen begegnen. Auf die äußeren Umstände haben wir häufig keinen oder wenig Einfluss. Hingegen können wir unsere innere Haltung, auch wenn das nicht immer einfach ist, sehr wohl beeinflussen.

Grundlegende Aspekte und Einstellungen, die unser Leid begünstigen, sind einerseits die Abneigung gegen alles Unangenehme sowie die Gier nach Angenehmem. Dazu kommt unsere Unwissenheit darüber, dass wir ständig mit dem Versuch beschäftigt sind, die Wirklichkeit zu manipulieren, zu bewerten und zu verändern. In diese Kontrollbestrebungen investieren wir sehr viel unserer Zeit und wir sind nur selten zufrieden mit den Dingen so, wie sie sind. Und wenn wir doch einmal diese gewünschte innere Zufriedenheit erleben, dann hält sie nicht lange an, weil das Leben sich ständig verändert und auch das Gute wieder vergeht. Das möchten wir aber nicht, wir wollen es festhalten und beginnen gegen die Veränderungen anzukämpfen.

So geschieht es, dass viele von uns einen großen Teil des Lebens damit verbringen, nicht mit dem in Kontakt zu sein, was gerade wirklich vor sich geht, sondern mit unseren Ideen darüber, wie wir es gerne hätten, und den entsprechenden Strategien, die uns helfen sollen, die Wirklichkeit in die gewünschte Richtung zu manipulieren. Da dies meist nicht funktioniert, sind wir dann frustriert und strengen uns noch mehr an.

Wenn Sie unter Depressionen, Ängsten oder Grübelattacken leiden, ist es umso verständlicher, dass diese automatischen Vermeidungsprogramme reaktiviert werden, sobald sich die Stimmung ins Negative verändert. Denn schon zu oft hat ein kleiner Auslöser in der Vergangenheit dazu geführt, dass Sie in eine wochen- oder monatelange depressive Phase abgeglitten sind. Und so führt dieses innere Verdrängen Sie in einen Kampf gegen sich selbst, gegen die eigenen Gedanken, Gefühle, Erinnerungen und Assoziationen und in den Treibsand der Depression.

So wie Halsschmerzen Symptome einer Mandelentzündung sind und kein persönlicher Makel, so sind auch düstere Gedanken und negative Selbstpropaganda nicht so individuell, wie wir das häufig meinen, oder gar Zeichen einer gestörten Persönlichkeit, sondern schlicht und ergreifend Symptome einer Depression.

Meine Kollegin Dr. Ulrike Anderssen-Reuster bezeichnet die Depression als eine »Gedankenkrankheit«, weil sie so stark von den Grübelkaskaden und dem negativen Denken über sich selbst und das Leben bestimmt wird. Die amerikanischen Psychologen Hollon und Kendall haben bereits in den 80er-Jahren einen Fragebogen entwickelt, der die typischen Negativgedanken von Menschen abbildet, die unter einer depressiven Phase leiden.

Typische Negativgedanken in einer depressiven Phase

- Was stimmt mit mir bloß nicht?
- Ich komme nicht in die Gänge.
- Ich bin ein Versager.
- Nichts fühlt sich mehr gut an.
- Ich habe andere Menschen enttäuscht.
- Ich glaube nicht, dass ich so weitermachen kann.
- Ich habe das Gefühl, dass die ganze Welt gegen mich ist.
- Ich halte das nicht mehr aus.
- Das wird sich niemals ändern.
- Mir gelingt einfach überhaupt nichts.
- Ich wünschte, ich könnte einfach verschwinden.

Kommen Ihnen diese Aussagen und Ideen bekannt vor? Und fallen Ihnen noch andere negative Gedanken ein, die bei Ihnen typischerweise auftauchen, wenn Sie unter Ängsten und depressiven Stimmungen leiden? Wie überzeugt sind Sie in den Zeiten, in denen es Ihnen schlecht geht, dass diese Gedanken der Wirklichkeit entsprechen, also wahr sind?

Und wenn es Ihnen dann besser geht, sind Sie immer noch davon überzeugt, dass diese Aussagen stimmen? Im Kurs können fast alle Teilnehmer sehen, dass sie viele dieser und ähnlicher Gedanken kennen und dass sie in Stimmungstiefs davon überzeugt sind, dass diese auch der Wirklichkeit entsprechen. Aber sie können mit etwas Distanz auch erkennen, dass sich ihre Überzeugung verändert, wenn sich die Stimmung bessert, und dass sie dann etwas mehr Abstand von den Gedanken gewinnen. Dies allein ist schon ein Indiz dafür, dass die Gedanken nicht die Wirklichkeit repräsentieren, sondern gefärbt sind von der jeweiligen Stimmung, in der wir uns befinden.

Unsere Stimmung ist wie eine Brille, die wir tragen und durch die die Welt auf eine ganz bestimmte Weise gefärbt wird. Wir interpretieren die Dinge je nach Stimmung mal so oder mal so. Das allein ist nicht das Problem. Der Punkt ist, dass wir vergessen, dass wir diese Interpretationen vorgenommen haben, und sie stattdessen mit der Wirklichkeit verwechseln. Sich dies klarzumachen, ist ein erster heilsamer Schritt.

In Bezug auf die Qualität unserer Gedanken gibt es noch einen weiteren interessanten Punkt. Unsere Gedanken können sich, wie schon angesprochen, unbemerkt negativ färben, wenn wir bestimmte Bedürfnisse vernachlässigt haben, z. B. wenn wir hungrig oder müde sind und es nicht merken. Oder wenn wir ärgerlich oder einsam sind. Unbemerkt kann sich so die Kaskade des Sich-schlecht-Fühlens in Gang setzen. Daher, und das ist der positive Aspekt, können Negativgedanken gleichzeitig auch als Frühwarnsymptom gesehen werden, das uns aufruft, innezuhalten und uns selbst zuzuwenden.

Dies können Sie am besten mit der Übung Drei-Schritte-Atemraum verbinden.

Wenn Sie merken, dass sich Ihre Gedanken negativ färben, dann machen Sie zunächst die Übung mit der Intention, sich diesen Gedanken zuzuwenden. Sie können dann schauen, was ein hilfreicher Umgang ist. Oft reicht es schon, sich einfach klar zu machen: »Da sind jetzt gerade negative Gedanken«, oder »Ich habe jetzt Schwarz-Weiß-Gedanken« oder »Ich bewerte mich gerade selbst« und dadurch verlieren sie bereits ihre Macht.

Zusätzlich können Sie sich folgende Fragen stellen:

- Was brauche ich gerade jetzt in diesem Moment?
- Fehlt mir etwas?
- Wie kann ich jetzt am besten für mich sorgen?

Woche 5: Zulassen und sein lassen

Achtsamkeit kann Einsamkeit nicht heilen,
aber Entfremdungsgefühle lindern.

QUELLE UNBEKANNT

Wir alle erleben von Zeit zu Zeit unangenehme emotionale Zustände, wie z. B. Gefühle von Einsamkeit. Das ist menschlich und normal.

In der fünften Stunde geht es darum, Wege zu finden, wie wir uns den schwierigen Gedanken und Gefühlen mit Wohlwollen zuwenden können. Wir üben uns darin, bewusst und offen das Schwierige zu erforschen und es da sein zu lassen, um es kennenzulernen und freundlich mit uns umzugehen, wenn wir Probleme haben. Das ist eine Herausforderung.

Wir haben gesehen, dass wir Unangenehmes von Natur aus vermeiden möchten und dass dieses Vermeidungsverhalten eine alte, automatische Reaktion ist. Sie hat u. a. auch etwas damit zu tun, dass unser Gehirn unser Überleben sichern möchte. Sobald eine bedrohliche Erfahrung auftritt, wittert das Gehirn Gefahr und schlägt Alarm. Dabei unterscheidet es nicht, ob die Gefahr nun real unser Leben bedroht oder einfach eine schlechte Stimmung ist, mit der wir eigentlich umgehen könnten. Auch wenn wir uns etwas Schlimmes nur vorstellen, löst das Gehirn im Körper eine Stressreaktion aus. Dabei stehen drei grundlegende Reaktionsweisen zur Verfügung: Flucht, Kampf oder Erstarren.

Wenn wir diese Reaktionsmöglichkeiten nicht direkt ausagieren können (schließlich kann man vor beispielsweise Einsamkeit nicht wegrennen oder sich körperlich gegen sie verteidigen, wie wir das bei einem Hund versuchen würden, der uns angreift), dann verinnerlichen wir sie, erfahren sie also auf der psychischen Ebene. Die Äquivalente für die körperliche Stressreaktion sind Selbstkritik, Isolation und Selbstabsorption/Sich-um-sich-selbst-Drehen. Sind wir anfällig für Selbstkritik, weil sie durch Gewohnheit in uns gefestigt ist, so kann uns diese verinnerlichte Stressreaktion schnell wieder in depressives Erleben führen.

Wenn wir also ständig grübeln und uns selbst kritisieren oder uns vorstellen, wie es wäre, wenn so etwas noch

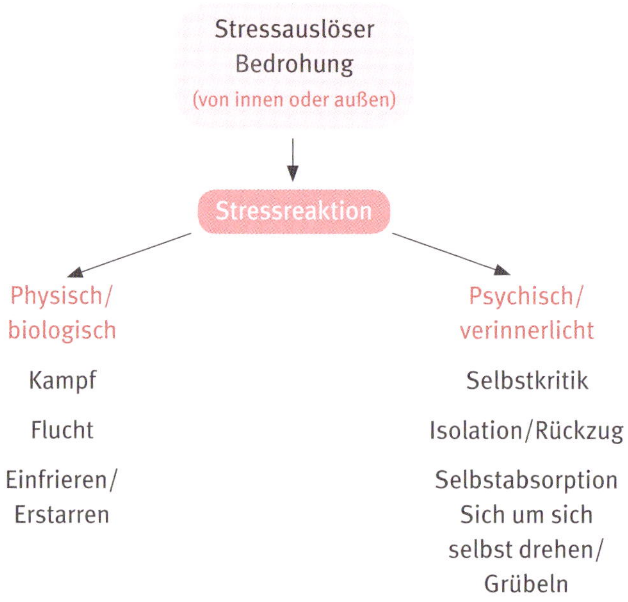

einmal passiert, dann heizen wir das Stresssystem im Körper immer wieder aufs Neue an. Wir geraten in einen chronischen Stresskreislauf.

Wenn wir uns beispielsweise müde und gleichzeitig einsam fühlen, ist Vermeidung daher nicht unbedingt eine gute Strategie. Oder wenn an einem Tag alles schiefgegangen ist und wir verärgert, gereizt und genervt sind. Dann wäre es besser, uns dem inneren Chaos zuzuwenden, um einen Weg zu finden, gut für uns zu sorgen. Alle Flucht- und Vermeidungsimpulse schwächen uns in einer solchen Situation nur noch zusätzlich.

Die Fähigkeit, angesichts unangenehmer Erfahrungen oder schwieriger Gefühle nicht sofort in automatische Vermeidungsstrategien zu verfallen oder ins Grübelkarussell und den Modus der Selbstkritik einzusteigen, sondern bewusst anwesend zu bleiben, ist aus einer Achtsamkeitsperspektive heraus die wichtigste Ressource, um mit Schwierigkeiten, Stress oder emotionalen Problemen wie Depressionen oder Ängsten konstruktiv umzugehen. Dabei helfen die bewusste Verankerung der Aufmerksamkeit bei der Körperwahrnehmung und eine freundliche Haltung uns selbst gegenüber.

ÜBUNGSANLEITUNG

Das Schwierige wahrnehmen und im Körper bleiben

Wenn Sie ein schwieriges Gefühl oder einen schwierigen Gedanken wahrnehmen, halten Sie zunächst inne und treffen Sie eine bewusste Entscheidung, dabeizubleiben und der automatischen Tendenz, Unangenehmes zu vermeiden, zu widerstehen. Sie können auch die drei Schritte des Atemraums praktizieren: Gewahrsein – Sammlung – Weitung.
Dann spüren Sie sanft, wo in Ihrem Körper sich das (unangenehme) Gefühl oder der Gedanke manifestiert. Wie fühlt es sich dort an? Wenn es hilfreich ist, können Sie Ihre Empfindung innerlich benennen: Da ist Spannung, da ist Druck, da ist Pochen und Brennen …
Bleiben Sie, so gut es geht, bei der körperlichen Empfindung. Wie genau fühlt sie sich im Körper an? Verändert sich die Empfindung, wenn Sie sie aufmerksam wahrnehmen? Bleibt sie gleich?
Versuchen Sie, so gut es geht, die Erfahrung nicht zu manipulieren, und bleiben Sie bei dem, was sich von allein ereignet. Lassen Sie den Prozess sich entfalten und nutzen Sie wenn nötig den Atem, um bei der Körpererfahrung zu bleiben.
Wenn die Empfindung Ihre Aufmerksamkeit nicht mehr so stark bindet, dann bemerken Sie bewusst, dass sie vergeht oder sich wandelt. Wenden Sie sich wieder dem Atem zu.
Bleiben Sie noch einige Momente bei der Wahrnehmung des Atems, dann beenden Sie die Übung und lenken Sie die Aufmerksamkeit wieder auf die Wahrnehmung des Raumes.
Wenn Sie die Augen geschlossen hatten, dann öffnen Sie sie wieder.

Diese Übung können Sie immer wieder in Ihren Alltag integrieren, wenn Sie einer unangenehmen und schwierigen Erfahrung begegnen. Sie hilft Ihnen, Gleichmut zu entwickeln, und der Körperkontakt gibt Sicherheit und innere Stabilität.

Wenn Sie noch einen Schritt weiter gehen möchten, dann können Sie die folgende Übung ausprobieren, bei der es darum geht, die Schwierigkeit willkommen zu heißen und zu erforschen. (Eine Anleitung dieser Übung findet sich auch auf der CD *Stress bewältigen mit Achtsamkeit,* Lehrhaupt, Meibert, Krudup 2012.)

ÜBUNGSANLEITUNG

Schwierigkeiten erforschen

Diese Meditation ist eine Gelegenheit, um Freundschaft zu schließen mit dem Schwierigen, und hilft dabei, es näher kennenzulernen.

Sie können mit einer Schwierigkeit arbeiten, die Sie kennen und der Sie in Ihrem Leben öfter begegnen, etwa einem schwierigen Gedanken, einem schwierigen Gefühl oder auch einer schwierigen Körpererfahrung. Sie können die Übung auch auf eine schwierige Erfahrung anwenden, die Sie aktuell während einer Übung machen.

In der Sitzhaltung und beim Atem ankommen

Richten Sie sich in einer bequemen, aufrechten und würdevollen Sitzhaltung ein.

Nehmen Sie sich ein wenig Zeit, um sich Ihres ganzen Körpers bewusst zu werden, wie er hier sitzt und atmet.

Schließen Sie die Augen, oder senken Sie den Blick und lassen Sie ihn vor sich auf dem Boden auf einem Punkt ruhen.

Beobachten Sie das Kommen und Gehen der Atemzüge von Moment zu Moment.

Sich etwas Schwierigem zuwenden

Nun rufen Sie sich ein schwieriges Gefühl oder eine unangenehme Erfahrung ins Bewusstsein oder wenden Sie sich einer aktuellen unangenehmen Erfahrung zu, die gerade da ist.

Nehmen Sie sich einen Moment Zeit dazu, sich das Unangenehme zu vergegenwärtigen.

Und dann benennen Sie es – den schwierigen Gedanken, die schwierige Emotion, das körperliche Unbehagen oder was immer es ist.

»Da ist dieser schwierige Gedanke« oder »Da ist Ärger, Angst oder Trauer«.

Richten Sie Ihre Aufmerksamkeit auf den Körper, sodass Sie sich der körperlichen Empfindungen bewusst werden, die den Gedanken oder die Emotion begleiten.

Diese Empfindungen können ganz offensichtlich sein oder auch sehr subtil. Erlauben Sie sich zu spüren, welche Empfindungen in Ihnen aufsteigen, während Sie die Schwierigkeit oder das Problem im Bewusstsein halten.

Konzentrieren Sie sich bewusst auf die Körperstelle, an der sich das Schwierige in Ihnen am stärksten zeigt.

Spüren Sie die Empfindungen mit einer Haltung des Wohlwollens und der Milde, nicht um sie zu ändern, sondern um sie zu erforschen, sodass sie immer klarer und deutlicher werden.

Spüren Sie bewusst das Ausströmen des Atems, während Sie die Empfindungen erforschen. Beobachten Sie alle aufkommenden inneren Reaktionen mit einem offenen, mitfühlenden Gewahrsein und wohlwollender Neugier ... Dabei kann es hilfreich sein, sich im Stillen zu sagen: »Es ist in Ordnung, dass ich so empfinde. Was auch immer es sein mag, es ist in Ordnung, dass ich mich dafür öffne.«

Machen Sie sich bewusst, dass Sie die Gefühle, die in Ihnen aufsteigen, nicht unbedingt mögen müssen. Es ist in Ordnung, sie nicht haben zu wollen, sie nicht zu mögen.

Und es kann hilfreich sein, sich vielleicht noch einmal zu sagen: »Es ist in Ordnung, dass ich so empfinde und dass ich es nicht mag. Was auch immer es ist, mal schauen, ob ich mich dafür öffnen kann, so wie es gerade ist.«

Und mit jedem Ausatmen werden Sie noch weiter und offener für diese Empfindungen, an welcher Stelle Ihres Körpers sie auch immer zu spüren sind. Schauen Sie, ob es Ihnen möglich ist, diese körperlichen Empfindungen einfach da sein zu lassen, so wie sie sind, und beim Körper zu bleiben. Nehmen Sie jegliche Veränderung wahr, die vielleicht entsteht.

Die Übung abschließen

Und nun kommen Sie mit der Aufmerksamkeit bewusst wieder zum Atem zurück, wo immer Sie ihn am deutlichsten spüren – Atemzug für Atemzug.

Sie können sich zum Abschluss noch einmal anschauen, was jetzt neu oder wichtig war – in dem Bewusstsein, dass Sie sich nun von dem Schwierigen wieder lösen. Lassen Sie es bewusst in den Hintergrund treten.

Dann beenden Sie die Übung und wenn Sie so weit sind, öffnen Sie wieder die Augen.

Wenn Sie mögen, schreiben Sie sich auf, was für Sie in der Übung wichtig war.

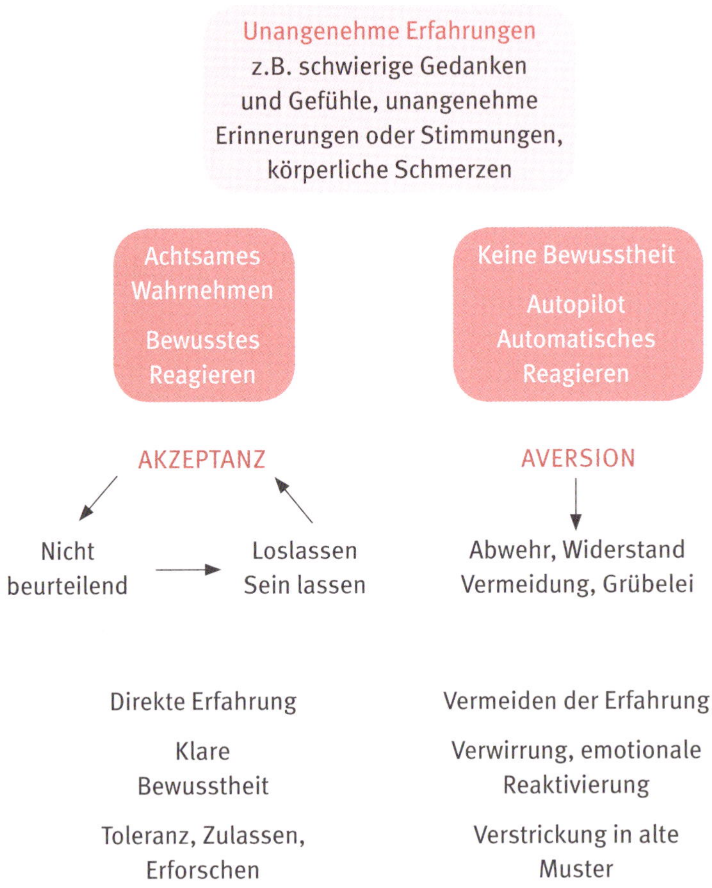

Die Essenz der Stunde 5 besteht darin, diese wohlwollende, akzeptierende Haltung dem Angenehmen wie dem Unangenehmen gegenüber immer wieder zu praktizieren und Wege zu finden, wie Ihnen das am besten möglich ist. Wenn es Ihnen schlecht geht, kann es auch sehr hilfreich sein, sich etwas Mitfühlendes zu sagen, wie etwa:

- »Du bist in Ordnung, so wie du bist, auch wenn es dir schlecht geht.«
- »Du bist nicht alleine, es gibt viele andere Menschen auf dieser Welt, die ähnliche Probleme haben.«
- »Möge ich gerade jetzt gut mit mir umgehen, gerade weil es mir schlecht geht.«

Ich setze mich unter Bäume und werde still

Ich setze mich unter Bäume und werde still.
All meine Geschäftigkeit kommt zur Ruhe
wie Kreise im Wasser um mich herum.
Meine Pflichten liegen dort,
wo ich sie zurückgelassen habe,
und schlafen wie Kühe.

Dann erscheint das, wovor ich mich fürchte.
Ich verweile eine Zeitlang in seiner Gegenwart.
Was darin die Angst in mir auslöst, verlässt es.
Und meine Angst vor ihm verlässt mich.
Es singt, und ich höre sein Lied.

WENDELL BERRY (AUSZUG AUS DEM GEDICHT
»I GO AMONG TREES« 1999)

Woche 6: Gedanken sind keine Tatsachen

Ist der Meister nicht zu Hause,
kommen ungebetene Gäste ins Haus.

BUDDHISTISCHE WEISHEIT

Die Übung der Achtsamkeit kann uns helfen, aus einem nicht enden wollenden Gedankenstrom auszusteigen. Gedanken kommen und gehen unaufhörlich und sie hören nicht einfach so von selbst auf. Aber wir können lernen, wie wir aufhören können, auf sie einzugehen und ihnen automatisch zu glauben. Der Meditationslehrer Fred von Allmen sagt: »Immer dann, wenn wir in Kontakt sind mit dem Augenblick und sehen, was vor sich geht, haben wir eine Wahl.« Da negativ gefärbte Gedanken, wenn sie unbemerkt bleiben, der Einstieg in eine schlechte Stimmung sein können, üben wir in der sechsten Kurseinheit explizit, die Gedanken als Gedanken zu beobachten und uns nicht von ihrem Inhalt überwältigen zu lassen.

Glauben Sie nicht alles, was Ihnen in den Kopf kommt

Ich möchte Sie bitten, einmal darauf zu achten, was in Ihrem Kopf vor sich geht, wenn Sie die folgenden Zeilen langsam und nacheinander lesen:

Michael war auf dem Weg in die Schule.
Er machte sich Sorgen wegen der Mathematikstunde.
Er war sich nicht sicher, ob er die Klasse unter Kontrolle bekommen würde.
Dies gehörte nicht zu den Aufgaben eines Hausmeisters.

Die meisten Menschen denken bei der ersten Zeile an einen Schüler. Bei der zweiten Zeile bleibt entweder der Schüler im Kopf oder es könnte auch sein, dass sie an einen Lehrer denken. Spätestens aber bei der dritten Zeile kommt fast allen Menschen automatisch ein Lehrer in den Sinn, und beim Lesen oder Hören der letzten Zeile sind sie dann verwirrt. Nur dadurch, dass die vierte Aussage nicht ins Bild passt, wird uns überhaupt klar, was hier passiert. Ansonsten würden wir einfach davon ausgehen, dass wir eine Begebenheit aus dem Leben eines Lehrers gehört haben. Was wir nicht sehen, ist, dass in den

Worten selbst weder die Rede ist von einem Schüler noch von einem Lehrer. Diese Assoziationen fügt unser Gehirn dem Gesagten hinzu, damit es einen Sinn und eine vollständige Geschichte ergibt.

So ziehen wir ständig Schlussfolgerungen – über die anderen und deren Motive, über uns selbst, über das Leben. Und meist sind wir uns dieser Prozesse nicht bewusst und halten sie für das Abbild der Wirklichkeit. Die Fähigkeit, Dinge zu unterscheiden und in einen Zusammenhang zu bringen, ist einerseits eine wichtige und hilfreiche Funktion unseres Verstandes, mit der wir dem Leben eine Bedeutung geben, ein Gefühl von Sicherheit erschaffen und das konstruktive Zusammenleben mit unseren Mitmenschen ermöglichen. Wir finden durch diese geistige Funktion eine gemeinsame Sprache und können uns auf bestimmte Regeln des Zusammenlebens einigen.

Wenn aber die Tendenz, Schlussfolgerungen zu ziehen über das, was wir sehen, hören und fühlen, zu einem automatischen Mechanismus wird, den wir nicht mehr hinterfragen, und wenn es dann noch um uns selbst und die eigene Person geht, dann kann es schwierig werden, weil wir uns von der Wirklichkeit entfernen. Wenn sich einmal eine Idee über uns selbst in unserem Kopf verfestigt hat, so ist es schwer, sich davon wieder zu distanzieren und sie zu relativieren. Solche Ideen über uns selbst fangen z. B. mit dem Satz an: »Ich bin ein Mensch, der …«

- nicht gut über seine Gefühle sprechen kann.
- grundsätzlich Angst hat, etwas falsch zu machen.
- der nicht vor anderen reden kann.
- sich nicht gut konzentrieren kann.
- nicht besonders gesellig ist.
- keinen Humor hat.
- schwermütig ist.

Solche allgemeinen Aussagen über uns selbst führen dazu, dass wir uns in ein Korsett von Selbstdefinitionen schnüren, und diese Selbstbeschreibungen können durch bestimmte Ereignisse und Gefühle leicht und automatisch ausgelöst werden. Gefolgt werden sie dann häufig von damit verbundenen Handlungsmustern, die ebenfalls automatisiert sind: etwa dass wir uns aus Beziehungen zurückziehen oder im Bett bleiben und keinen sozialen Aktivitäten mehr nachgehen.

Der nächste Schritt ist dann die sogenannte negative Selbstpropaganda.

Umgang mit negativer Selbstpropaganda

Propaganda bedeutet, den absichtlichen Versuch zu unternehmen, Sichtweisen von Menschen zu formen. Negative Selbstpropaganda findet also dann in unseren Köpfen statt, wenn es darum geht, uns etwa davon zu überzeugen, dass wir selbst schuld sind oder dass etwas mit uns nicht stimmt oder einfach, dass wir mal wieder depressiv sind und unser Leben nicht in den Griff bekommen.

Dass dies in unseren Köpfen geschieht, ist das eine. Wie wir damit umgehen und ob wir diesen negativen Gedanken glauben, ist das andere. In jedem Fall bringen sie uns weg von der eigentlichen Erfahrung des Augenblicks und schränken uns in unseren Handlungsmöglichkeiten ein.

Dazu Barbara:

» Die Erkenntnis, dass meine Gedanken keine Tatsachen sind, sondern eben nur Gedanken, und dass ich auch manchmal gar nicht weiß, wo sie herkommen, und ich keinen Einfluss auf ihre Entstehung habe, war für mich der Durchbruch. Das zu wissen oder es in der Meditation zu erleben sind zwei völlig verschiedene Dinge. Auch schon vor dem Kurs hätte ich gesagt, ja, Gedanken sind eben Gedanken. Aber was es heißt und welche Implikationen es hat, dies wirklich zu erfahren, das hätte ich nicht gedacht. Ich habe wieder und wieder in meinen Meditationen beobachten können, wie Gedanken einfach kommen, ohne dass ich einen Einfluss darauf habe. Und ich habe beim Erforschen meiner Gedanken auch gesehen, dass sie ganz unterschiedliche Qualitäten haben. Manchmal sind es Schwarz-Weiß-Gedanken oder planende Gedanken, selbstbezogene Gedanken oder sorgenvolle Gedanken. Es gibt auch kreative Gedanken und freudige Gedanken. Aber letztlich sind alle einfach nur Gedanken. Und ich konnte auch erkennen, dass sie kommen und gehen, wenn ich mich nicht mit ihnen verstricke – auch die unangenehmen.

In der Vergangenheit haben die negativen, sorgenvollen Gedanken am Morgen dazu geführt, dass ich liegen geblieben bin, weil sich alles so schwer und aussichtslos anfühlte und ich keine Lust hatte, den Tag zu beginnen. Ich bin dann eben viel zu spät aufgestanden und hatte sofort ein schlechtes Gewissen, und das, was wir im Kurs als negative Selbstpropaganda bezeichnet haben, setzte ein. Durch die Erfahrungen mit all den Achtsamkeitsübungen gehe ich heute ganz anders mit diesen Gedanken um. Wenn sie morgens da sind, begrüße ich sie wie alte Bekannte, die ich zwar nicht sonderlich mag, deren Gegenwart ich aber auch nicht leugnen kann. Mir war hilfreich, dass die Kursleiterin gesagt hat:

Ihr müsst die Gedanken nicht mögen, trotzdem könnt ihr sie anerkennen dafür, dass sie da sind. Dagegen anzukämpfen nützt gar nichts, das macht alles nur noch schlimmer. Aber ihr müsst ihnen auch nicht unreflektiert alles glauben.

Ich kann mir morgens jetzt selbst gut zureden und mir klarmachen, dass ich diesen Gedanken nicht glauben muss und dass sie ›nur‹ Gedanken sind. Wenn ich sie mir anschaue und so lasse, wie sie sind, spüre ich eine innere Besänftigung und beschließe, dass ich trotzdem aufstehen kann. In der Folge fühle ich mich besser, weil ich den Tag beginne und selbst entschieden habe, was ich tue. Auch wenn eine gewisse innere Schwere bleibt, so sorge ich doch für mich und glaube nicht mehr sofort alles, was mir in den Kopf kommt. Das tut mir gut. «

Sie können das Beobachten von Gedanken mit folgender Übung trainieren. Verzagen Sie nicht, wenn es nicht von Anfang an gelingt. Gedanken als Gedanken wahrzunehmen, ohne sich in den Inhalt hineinziehen zu lassen, ist eine der schwierigsten Übungen überhaupt.

ÜBUNGSANLEITUNG

Gedanken beobachten

Finden Sie zunächst eine bequeme Sitzhaltung, die Ihnen ein Gefühl von Würde und Offenheit vermittelt. Sitzen Sie gerade und aufrecht, aber nicht steif – auf einem Stuhl oder Bänkchen oder auf dem Boden.

Dann nehmen Sie den Körper in seiner Ganzheit in der sitzenden Haltung wahr.

Und im nächsten Schritt richten Sie die bewusste Aufmerksamkeit auf den Atem: jedes Einatmen und jedes Ausatmen, so wie das eine auf das andere folgt.

Spüren Sie für einige Momente bewusst die Körperempfindung, die beim Atmen entsteht, und nehmen Sie den Atemrhythmus wahr. Sie müssen den Atem nicht beeinflussen oder bewerten. Sie können ihn einfach sich selbst überlassen.

Und nun öffnen Sie die Wahrnehmung für die Ebene der Gedanken. Nehmen Sie die Gedanken als geistige Ereignisse wahr, sie kommen und gehen, genau wie Geräusche oder der Atem.

Ein Gedanke taucht auf und wenn Sie ihn nicht festhalten, verschwindet er auch wieder. Manche Gedanken bleiben nur kurz, manche bleiben etwas länger, andere kommen immer wieder.

So gut es geht, nehmen Sie wahr, wie von Moment zu Moment Gedanken aufsteigen, in dem Wissen, dass es Gedanken sind.

Die Gedanken können sich um alles drehen: die Vergangenheit, die Zukunft. Sie können Pläne, Erinnerungen, Vorstellungen oder Wünsche beinhalten. Sie können angenehm sein, unangenehm oder neutral.

Was auch immer sie sind, beobachten Sie sie nur.

Nicht vom Inhalt gefangen werden, sondern die Gedanken als geistige Aktivität wahrnehmen.

Es liegt in der Natur der Gedanken, dass sie erscheinen und wieder verschwinden ... dass sie kommen und gehen ... dass sie vergänglich sind.

So wie die Wolken am Himmel vorbeiziehen, so können Sie auch die Gedanken einfach vorbeiziehen lassen. Sie müssen sie nicht festhalten.

Und sollten Sie bemerken, dass Sie sich in den Inhalt eines Gedankens verstrickt haben, was von Zeit zu Zeit auf ganz natürliche Weise geschieht, dann können Sie dies freundlich zur Kenntnis nehmen und beim nächsten Atemzug innerlich einen Schritt zurücktreten und wieder von Neuem beginnen, Gedanken als Gedanken zu beobachten.

Üben Sie auf diese Weise für einige Minuten, solange Sie mögen. Dann beenden Sie die Übung in Ihrem eigenen Tempo. Vielleicht möchten Sie zum Abschluss noch einige Momente mit der Aufmerksamkeit beim Atem sein, bevor Sie die Augen öffnen und den Raum um sich herum wahrnehmen. Wenn Sie es hilfreich finden, dann schreiben Sie Ihre Eindrücke und Erfahrungen auf.

Die Brücke zum Alltag: Der Drei-Schritte-Atemraum

Wenn Sie im Alltag bemerken, dass sich Ihre Gedanken negativ einfärben und Verallgemeinerungen beinhalten, dann können Sie dies wie ein Frühwarnsymptom behandeln. Machen Sie in solchen Momenten als Erstes einmal die Drei-Schritte-Atemübung, um sich zu sammeln und mit der Gegenwart zu verbinden. Dies empfehlen wir immer als ersten Schritt.

Nachdem Sie sich mithilfe der Übung auf Ihre Erfahrung ausgerichtet haben, können Sie noch einen Moment in der meditativen Haltung verweilen und sich bewusst anschauen, wie Ihre Gedanken gerade sind.

Sie können sich fragen, welche Qualität die Gedanken haben und ob sie Verallgemeinerungen beinhalten. Sie können dann auch schauen, ob die Aussagen, die in den Gedanken enthalten sind, den Tatsachen entsprechen. Oder Sie können einfach einen Moment sitzen und die Gedanken wie Wolken am Himmel vorüberziehen lassen und sich selbst etwas Mitfühlendes sagen, beispielsweise:

- »Es ist okay, dass ich diese Gedanken habe.«
- »Von Zeit zu Zeit tauchen sie nun eben auf. Ich muss ihnen aber jetzt keinen Glauben schenken.«
- »Auch wenn ich sie nicht mag, gehören sie zu mir und ich kann sie so lassen.«
- »Auch mit diesen Gedanken bin ich in Ordnung, so wie ich bin.«

Dies ist nur ein Vorschlag, Sie können Ihre eigenen Worte finden, mit denen Sie sich etwas Wärmendes, Liebevolles sagen, so wie Sie es vielleicht zu einer Freundin oder einem Freund sagen würden, wenn er in der gleichen Lage wäre wie Sie.

Frühwarnsymptome erkennen

Im letzten Teil der sechsten Kurseinheit geht es darum, dass jeder Teilnehmer damit beginnt, sich klarzumachen, welches seine individuellen Frühwarnsymptome sind. Dies sind Veränderungen in der Stimmung, in der Qualität der Gedanken oder auch auf körperlicher Ebene, die Ihnen zeigen, dass es Ihnen schlechter geht. Um zu verhindern, dass sich der depressive Aufschaukelungsprozess in Gang setzt, ist es sehr wichtig, zu wissen, wie und wo dieser Prozess anfängt, und das kann individuell sehr unterschiedlich sein. Bei dem einen sind es Veränderungen im Schlafrhythmus oder im Essverhalten, bei dem anderen eher emotionale oder kognitive Veränderungen. Um sich diese bewusst zu machen, tauschen wir uns in der Gruppe über solche Frühwarnsymptome aus. Sie können dies auch für sich tun, indem Sie sich eine Liste von Veränderungen machen, die Ihnen signalisieren, dass es jetzt an der Zeit ist, gut auf sich selbst achtzugeben. Unterstützend kann auch sein, Ihre Angehörigen oder gute Freunde mit einzubeziehen und sich mit ihnen darüber auszutauschen, welche Frühwarnsymptome sie von außen bei Ihnen in der Vergangenheit wahrgenommen haben.

Zunächst einmal ist es wichtig, dass Sie sich eine solche Liste erstellen oder sich auf andere Weise darüber klarwerden, welches Ihre persönlichen Frühwarnsymptome sind, vielleicht ist es auch eine Kombination aus mehreren Symptomen. In der siebten Kurseinheit sehen wir dann, was wir tun können, wenn wir anhand dieser Signale wahrnehmen, dass sich unsere Stimmung verschlechtert.

EINIGE BEISPIELE FÜR MÖGLICHE FRÜHWARNSYMPTOME

- Leichte Reizbarkeit bis hin zu erhöhter Aggressivität
- Veränderungen im Schlafrhythmus (zu viel oder zu wenig schlafen, Einschlafstörungen)
- Veränderungen in den Essgewohnheiten (entweder gesteigerter oder verminderter Appetit)
- Rückzugstendenzen (keine Lust auf soziale Kontakte, niemanden sehen wollen)
- Notwendige Alltagsdinge nicht erledigen: Fristen aufschieben, Rechnungen nicht bezahlen, Post nicht öffnen etc.
- Konzentrationsprobleme
- Leichte Erschöpfbarkeit
- Vermehrte negative oder selbstkritische Gedanken
- Eigene Beobachtungen:

- ____________________
- ____________________
- ____________________
- ____________________

Tag der Achtsamkeit: Ein Übungstag in Stille zur Vertiefung der Praxis

Sorge dich nicht um die Ernte, sondern um das richtige Bestellen der Felder.

KONFUZIUS

Der Achtsamkeitstag findet in der Regel nach der sechsten Sitzung statt, dauert ca. sechs bis sieben Stunden und dient dazu, die Übungspraxis zu vertiefen. Dies wird gefördert durch die Übung des achtsamen Schweigens.

Mit einer Gruppe von Menschen, mit denen wir auf einer gemeinsamen Reise sind, üben wir uns darin, ganz bei uns selbst zu sein und uns nicht durch Gespräche oder andere Arten von Kommunikation von unseren Gefühlen und Gedanken abzulenken. Hierzu dient das Schweigen. Es bietet einen kraftvollen Unterstützungsrahmen, um die Kontinuität der Achtsamkeitspraxis zu fördern, und vertieft die Erfahrungen, die wir in den Übungen machen.

Manchen Teilnehmern wird erst hierdurch die ganze Tiefe der Achtsamkeit klar und sie erleben auf eine ganz andere Weise, was die Übungen bewirken können. Es kann sich eine neue Form von Klarheit und innerer Ruhe einstellen, die man vorher so nicht gekannt hat. Auch ermöglicht die Intensität des Tages die Erfahrung, dass man in der Lage ist, die Bewusstheit aufrechtzuerhalten, auch wenn man etwas Unangenehmes erlebt. Das wiederum macht Mut und gibt Zuversicht, dies auch im Alltag weiter zu üben.

In einer Gruppe mit Menschen zu schweigen, kann eine sehr intensive und auch eine sehr schöne Erfahrung sein. So kann es entlastend sein, nicht sprechen zu müssen. Im Alltag fühlen wir uns vielleicht genötigt, zu kommunizieren. Wenn wir mit jemandem zusammen sind, dann glauben wir, es sei unhöflich, nicht zu reden. Da an diesem Tag alle Teilnehmer achtsam schweigen, erleichtert dies die Übungspraxis, auch wenn es anfangs ungewohnt ist, in Gesellschaft nicht zu reden.

So entsteht Raum zu üben, sich selbst mit allen angenehmen und unangenehmen Empfindungen anzunehmen, während man die Achtsamkeit im Sitzen, Gehen, Liegen oder Stehen praktiziert.

Das Schweigen unterstützt den Geist dabei, zur Ruhe zu kommen. Wie der Sand in einem Glas aufgewühlten Wassers sich langsam setzt und das Wasser wieder klar wird, wenn wir es in Ruhe stehen lassen, so setzen sich langsam die Unruhe in unserem Geist, die depressiven oder ängstlichen Gedanken und Gefühle. Der Geist wird klarer und durchlässiger.

Während des Übungstages gibt es aber auch jederzeit die Möglichkeit, mit der Kursleiterin zu sprechen, sollte dies nötig sein.

Der Tag besteht aus einer sanften Abfolge der einzelnen Achtsamkeitsübungen. Im Wechsel werden Sitz- und Gehmeditation sowie Bewegungseinheiten praktiziert. Beim achtsamen Gehen übt man sich darin, diese bewusste, wache innere Haltung jedem einzelnen Schritt gegenüber aufzubringen. Der Tag klingt langsam mit der Auflösung des Schweigens aus.

In der folgenden Stunde ist dann noch einmal Zeit zur Reflexion und zum Austausch über die Erfahrungen des Achtsamkeitstages.

ÜBUNGSANLEITUNG

Achtsamkeit beim Gehen: Stille üben in Bewegung

Wenn es im Kurs nicht schon vorher geschehen ist, dann wird an diesem Tag das achtsame Gehen eingeführt und geübt. Das achtsame Gehen ist eine wunderbare Möglichkeit, bei einer Alltagstätigkeit die bewusste, wache innere Haltung zu üben, die uns hilft, mit der lebendigen Erfahrung des Augenblicks in Kontakt zu kommen und zu bleiben. Achtsames Gehen ist aber auch hilfreich, wenn wir sehr aufgewühlt oder emotional erregt sind. Wenn die Gedanken nicht zur Ruhe kommen und uns plagen, dann ist Gehmeditation eine gute Alternative zum achtsamen Sitzen oder zum Body-Scan. Die rhythmische Bewegung beim Gehen und die Konzentration auf jeden einzelnen Schritt können helfen, die Geistestätigkeit zur Ruhe zu bringen.

Beim achtsamen Gehen wird jedem Schritt dieselbe interessierte, offene Aufmerksamkeit entgegengebracht, wie Sie das schon mit den Atemzügen beim achtsamen Sitzen kennen. Sie können Gehmeditation in der Wohnung oder im Garten üben, aber auch bei all den Wegstrecken des täglichen Lebens. Hilfreich kann es sein, wenn Sie das Tempo ein wenig reduzieren, sodass Sie sich auf die Kontaktempfindungen des Fußes konzentrieren können, die entstehen, wenn er den Boden berührt.

Ein Schritt besteht aus den drei Komponenten: abheben – nach vorne bewegen – aufsetzen. Und wenn der eine Fuß vorne aufsetzt, hebt der andere Fuß hinten schon wieder vom Boden ab.

Wenn Sie sich ein wenig darin geübt haben, so bewusst beim Abheben und Aufsetzen und damit bei der Kontakterfahrung zu verweilen, dann können Sie beginnen, den Fokus der Aufmerksamkeit zu erweitern. Richten Sie dann auch das Gewahrsein auf die Bewegung des übrigen Körpers, die beim Gehen entsteht. Sollte dies zu schwierig sein oder Sie bemerken, dass die Gedanken dadurch eher unruhig werden, können Sie immer wieder zu den Kontaktempfindungen der Füße zurückkehren. Wie sonst der Atem, so sind jetzt die Füße der Anker, der die Aufmerksamkeit einlädt, in den gegenwärtigen Augenblick zurückzukehren.

Bei der Gehmeditation können wir auch etwas über die Erfahrung von Gleichgewicht erkennen.

Um einen Schritt weiter zu kommen, müssen wir uns erlauben, den Fuß vom Boden zu heben und kurz aus dem Gleichgewicht zu geraten, um dann gleich mit dem folgenden Aufsetzen das Gleichgewicht wiederzuerlangen. Gleichgewicht ist keine statische Erfahrung, sondern eine Bewegung, ein ständiges Hin-und-her-Pendeln und Austarieren. So ist es auch mit unserem gedanklichen und emotionalen Gleichgewicht – es ist kein statischer Zustand, sondern eher Mut zur Bewegung.

Mal haben wir mehr Gedanken, dann wieder weniger. Wir pendeln stets hin und her, wichtig ist, dass wir immer wieder zur Mitte zurückfinden, um dann im nächsten Atemzug oder beim nächsten Schritt wieder in eine andere Richtung zu pendeln.

Vielleicht können Sie schauen, wie sich dies in Ihrem eigenen Leben zeigt? Und wenn Sie das nächste Mal Gedanken erleben, die in eine extreme Richtung gehen, können Sie sich vielleicht an die Gleichgewichtsmetapher erinnern und sich sagen: »Okay, das ist jetzt so. Gleichgewicht heißt pendeln und in Bewegung sein. Ich kann darauf vertrauen, dass ich nach und nach zurückpendele und meine Mitte wiederfinde. Ich muss darum nicht kämpfen, sondern kann es geschehen lassen.«

Wenn Sie das achtsame Gehen anspricht, üben Sie es, so oft Sie mögen, in Ihrem Alltag. Sie werden erstaunt sein, wie viele Gelegenheiten es gibt.

Woche 7: Wie kann ich am besten für mich selbst sorgen?

In Zeiten, in denen es uns schlecht geht, ist diese Frage vielleicht eine der größten Herausforderungen. Um sie zu beantworten, müssten wir Kontakt haben zu unseren Bedürfnissen, müssten vielleicht sagen können, was wir gerade am meisten brauchen oder welche Aktivität uns jetzt guttun würde. Aber das geht in Zeiten depressiver Niedergeschlagenheit häufig nicht. Alles in uns sträubt sich dann dagegen, etwas zu tun. Am liebsten würden wir nur im Bett bleiben oder uns von der Welt zurückziehen. Vielleicht erfüllen wir unsere Pflichten, ohne dass andere merken, wie es uns wirklich geht, und bleiben auf diese Weise aktiv; aber uns selbst etwas Gutes tun, für uns sorgen, das ist das, was uns am fernsten scheint. Und gleichzeitig ist es das, was wir jetzt am meisten bräuchten – etwas, was uns nährt und wärmt, etwas tun können, was uns das Gefühl gibt, weiter in Kontakt zu bleiben mit uns selbst und der Welt.

Normalerweise spüren wir einen Impuls, etwas zu tun, und wenn wir uns Zeit dafür nehmen können, dann tun wir es. Beispielsweise könnten wir denken: »Es wäre schön, heute einen Spaziergang zu machen. Ich spüre Lust dazu und weiß, dass es mir guttäte.« Dieser Kontakt nach innen geht aber in Phasen von Niedergeschlagenheit, sorgenvollen Ängsten oder depressiver Stimmung häufig verloren. Ein symptomatischer Ausdruck der Depression ist daher, dass wir *keinen* Impuls mehr spüren, etwas Gutes für uns zu tun. Wenn wir nun erst warten, bis diese Motivation wiederkommt, vergehen unter Umständen Tage.

Aus der klinisch-psychologischen Forschung wissen wir, dass die Depression das Motivationssystem des Menschen umkehrt, d. h. dass wir nicht mehr motiviert sind, Probleme anzugehen und zu handeln und die Erfolgsaussichten unserer Aktionen als gering einschätzen. Deshalb ist es nicht ratsam zu warten, bis wir Lust verspüren, etwas zu tun. Diese kommt möglicherweise erst, wenn wir es tun, manchmal kommt sie auch dann nicht, aber wir tun es trotzdem. In jedem Fall hilft Passivität hier nicht weiter. Es nützt auch nicht zu schlafen, selbst wenn man in depressiven Phasen häufig müde ist. So geben die MBCT-Begründer Segal, Williams und Teasdale den Rat, nicht zu warten, bis wir uns danach fühlen, etwas Bestimmtes zu tun, bevor wir es tatsächlich tun, sondern es stattdessen so oder so zu machen, ganz egal, wie wir uns fühlen – als ein Experiment, um zu sehen, was wir dabei erfahren. Und weiter führen sie aus: »Die Müdigkeit in einer Depression ist keine normale Müdigkeit. Sie ruft uns nicht auf, uns auszuruhen, sondern zu erhöhter Aktivität, und wenn es nur für eine kurze Weile ist« (Segal et al 2012, S. 343, übersetzt von der Autorin).

Achtsamkeit und Selbst-Mitgefühl

In der siebten Kurseinheit bereiten wir uns langsam darauf vor, dass der Kurs nun bald zu Ende ist. Wir haben schon in der sechsten Kurseinheit damit begonnen, als wir uns mit den Frühwarnsymptomen für eine Stimmungsveränderung befasst haben. Es geht nun darum zu schauen, wie wir alleine mit der Achtsamkeitspraxis weitermachen wollen und wie wir gut für uns sorgen können – besonders in Zeiten, wenn es uns schlechter geht. Wir haben gesehen, wie wir achtsam mit negativen Gedanken und Gefühlen umgehen können. Nun wollen wir auf der Basis der freundlich-achtsamen Haltung hilfreiche Veränderungen auf der Handlungsebene initiieren. Hierzu prüfen wir zunächst einmal, mit welchen Tätigkeiten wir unsere Tage verbringen. Dann schauen wir uns an, welche dieser täglichen Aktivitäten uns in unserem Alltag nähren und uns Kraft geben und welche uns auslaugen?

Und wir stellen uns bestimmte Fragen dazu:

- Kann ich von dem, was mir Kraft gibt, mehr in meinem Alltag verwirklichen?
- Kann ich das, was mich auslaugt, reduzieren?
- Wie sieht es mit den Dingen aus, die ich tun muss, aber nicht immer mag? Kann ich meine Haltung dazu verändern?
- Woran liegt es überhaupt, dass mich manche Dinge nähren und andere mir Kraft rauben? Liegt das immer nur an den Dingen selbst oder hat es auch etwas mit der inneren Haltung zu tun, mit der ich die Dinge erledige?

Hierzu die Worte von Marion, einer MBCT-Kursteilnehmerin:

» Mir wurde im Kurs klar, dass ich die Hausarbeit, die ich so hasse, immer nur schnell hinter mich bringen wollte. Schnell noch die Bügelwäsche und den Abwasch, dann ... Allerdings war ich nach zwei Stunden bügeln und spülen so müde, dass ich nur noch in der Lage war, fernzusehen und mich berieseln zu lassen. Heute nutze ich die Zeit des Bügelns, um gute Musik zu hören oder ein Hörspiel. Zwischendurch nehme ich immer wieder achtsam meinen

Körper wahr und die Gedanken und welche Qualität sie haben. Ich nutze die Zeit des Bügelns für mich und fühle mich danach nicht mehr ausgelaugt. Bis ich mir dies erlauben konnte, ist aber einige Zeit vergangen. Vorher musste ich zunächst erkennen, dass da ein inneres Verbot bestand, es mir gut gehen zu lassen und für mich zu sorgen. Erst kam immer noch etwas anderes, was wichtiger war, und dann kam ich – vielleicht. «

Mastery- und Pleasure-Aktivitäten

Ich möchte Sie an dieser Stelle einladen, einmal selbst für sich zu schauen, welche Aktivitäten Sie in Phasen Ihres Lebens, in denen sich Ihre Stimmung verschlechtert, bewusst einsetzen können. Sei es, dass Sie bemerken, dass Ihre Gedanken sich mehr und mehr negativ färben, oder dass Sie sich körperlich oder auch emotional schlechter fühlen. Sie können hier auf die Liste Ihrer Frühwarnsymptome zurückgreifen. Wenn Sie sich überlegen, welche Aktivitäten in einer solchen Situation für Sie hilfreich sind, dann können Sie folgenden Aspekt aus der kognitiven Therapie in Ihre Überlegungen mit einbeziehen:

Es gibt bestimmte Tätigkeiten, die einfach dazu dienen, sich etwas Gutes zu tun – diese fallen unter die Kategorie Pleasure (Freude/Vergnügen). Das kann sein, ein wärmendes Bad zu nehmen, einen Spaziergang zu machen, sich einen netten Kinofilm anzuschauen, sich mit einer Freundin zu treffen, ein Hörspiel zu hören, ein Buch zu lesen oder in einem Café einen Cappuccino zu trinken. Nachdem Sie sich so etwas gegönnt haben, könnten Sie ein wohliges Gefühl verspüren: »Schön, dass ich mir das erlaubt habe.« Vielleicht merken Sie, dass sich Ihre Stimmung ein wenig aufhellt oder dass neben den vielen negativen Gedanken auch positive in Ihnen entstehen. Vielleicht verändert sich auch nicht viel an Ihrer Stimmung, in jedem Fall haben Sie für sich etwas Gutes getan und das wird sich längerfristig positiv auswirken und einen Unterschied machen. Seien Sie nicht auf eine Veränderung fixiert, sondern tun Sie es einfach, um innerlich aktiv zu bleiben und nicht im Treibsand der schlechten Stimmung zu versinken. Das ist ganz wichtig.

Es gibt andere Tätigkeiten, die Ihnen ein Gefühl geben, dass Sie etwas getan oder bewältigt haben, was einfach anstand. Sie fallen in die Kategorie Mastery (etwas bewältigen, wirksam sein) und wenn Sie sie tun, dann hat sich danach buchstäblich die Welt verändert. Sie haben etwas erledigt, und sei es auch noch so klein, und Sie bleiben aktiv. Dies kann sein, den Müll rauszubringen, Altpapier zu entsorgen, einen Brief oder eine Email zu schreiben, die Steuererklärung abzugeben, den Keller aufzuräumen oder die Wäsche zu bügeln. Diese Tätigkeiten können Ihnen ein Gefühl der Befriedigung, der Kontrolle oder des Erfolgs vermitteln. Teilen Sie die Aktivitäten in kleine Schritte ein, wenn nötig. Auch hier ist wieder die Einladung, die Erwartung loszulassen, dass sich dadurch gleich Ihre Stimmung verbessert. Das wird sie vielleicht nicht und dennoch machen Sie die Erfahrung, dass Sie handlungsfähig bleiben, auch wenn es Ihnen schlecht geht. Aus der Achtsamkeitsperspektive versuchen wir ja nicht, die schlechte Stimmung zu verdrängen oder sie zu bekämpfen, sondern sie anzuerkennen, bewusst wahrzunehmen und dann aus einer Haltung von Selbstsorge zu schauen: Was kann ich jetzt Gutes und Sinnvolles (für mich) tun? Wir üben in einer solchen Situation, Mitgefühl für uns selbst zu entwickeln und dem Menschen, der wir sind, in dieser schwierigen Zeit zur Seite zu stehen. Wir versuchen, einen neuen Weg zu gehen.

Der Aktionsplan für schwierige Zeiten

Wir regen im Kurs an, dass die Teilnehmer sich einen konkreten »Aktionsplan« für die Zeiten machen, in denen sich die Stimmung verändert. Legen auch Sie sich eine Liste mit den Aktivitäten an, die Ihnen guttun. Vielleicht kreieren Sie sich eine Art »Notfallbox«, in die Sie Dinge hineinlegen, die Sie in Zeiten schlechter Stimmung oder negativer Gedanken an das erinnern, was Sie unterstützt und nährt. Das kann eine schriftliche Einladung zu einem Spaziergang sein, die Sie an sich selbst verfassen, ein Duft, den Sie mögen, ein Stein, den Sie in die Hand nehmen können und der Sie an Ihre innere Stärke erinnert. Ein Buch, ein Gedicht, ein Zitat oder eine hilfreiche Geschichte. Seien Sie kreativ und schauen Sie, was zu Ihnen passt.

Pleasure-Aktivitäten, die mir guttun

- ______________________________
- ______________________________
- ______________________________
- ______________________________
- ______________________________

Mastery-Aktivitäten, die unterstützend wirken

- ______________________________
- ______________________________
- ______________________________
- ______________________________
- ______________________________

Um im Alltag nicht in automatische Reaktionsweisen zu verfallen, empfehlen wir, wenn Sie Frühwarnsymptome wahrnehmen, zunächst einmal die Drei-Schritte-Atemraum-Übung zu machen, um aus dem Autopiloten auszusteigen und sich zu vergegenwärtigen, was gerade vor sich geht. An dieser Stelle entscheidet sich, wie sich Ihre Stimmung weiterentwickelt, und Sie können etwas tun. Aus der achtsamen Haltung heraus, mit der Sie sich während der Übung verbinden, können Sie eine Entscheidung treffen, was jetzt am sinnvollsten ist. Sie können Ihre Notfallbox zur Hilfe nehmen und sich bewusst für eine Mastery- oder Pleasure-Aktivität entscheiden.

- Tun Sie etwas, das Ihnen ein Gefühl der Befriedigung oder der Wirksamkeit verschafft (Mastery).
- Tun Sie etwas, das Ihnen Freude bereitet (Pleasure).
- Seien Sie bei dem, was Sie tun, achtsam und erwarten Sie keine großen Veränderungen. Bleiben Sie neugierig und nehmen Sie die Dinge so, wie Sie sind. Schränken Sie sich nicht schon im Vorfeld durch Erwartungen ein, was passieren sollte.

Kurzum: Erwarten Sie keine Wunder. Dennoch kann es einen großen Unterschied machen, aktiv zu bleiben, denn wenn sich eine Stimmungsverschlechterung ankündigt, gibt Ihnen das die Möglichkeit, ein Gefühl von Kontrolle und Selbstwirksamkeit zu behalten.

In der siebten Kurseinheit bekommen die Teilnehmenden dann zum letzten Mal »Hausaufgaben« für die Woche bis zum Abschlussabend. Diese beinhalten u. a., sich Gedanken darüber zu machen, welche der Übungen sie gerne weiter praktizieren wollen und in welcher Form. Es kann eine ganz bestimmte Übung sein, wie z. B. der Body-Scan oder die Sitzmeditation, es kann auch eine Kombination sein, wie zunächst 15 Minuten achtsame Körperarbeit und dann eine Viertelstunde Sitzmeditation. Vielleicht mögen auch Sie sich an dieser Stelle des Buches der Überlegung widmen, welche der Übungen Sie am meisten anspricht und ob und wie Sie die Praxis auch über das Lesen des Buches hinaus aufrechterhalten möchten. In der nächsten Kurseinheit werde ich einige Anregungen geben, was unterstützend sein kann.

Wie ich konkret weiterüben möchte

- ______________________________
- ______________________________
- ______________________________
- ______________________________

Woche 8: Wie kann das Gelernte im Umgang mit zukünftigen Stimmungstiefs helfen?

Bei der Praxis der Achtsamkeit geht es um eine Lebenshaltung, die wir pflegen müssen. Mit den Worten des Meditationslehrers Chögyam Trungpa Rinpoche: »Unser Leben ist eine unablässige Reise: Die Übung der Meditation ermöglicht es uns, sämtliche Aspekte des Pfades zu erfahren, denn genau darum geht es auf unserer Reise« (zitiert in Chödrön 2013).

Und so ist jedes Ende auch gleichzeitig ein Neubeginn. In der achten Einheit bereiten wir uns darauf vor, den Kurs zu beenden und individuelle Wege zu finden, wie wir die Übungspraxis in unserem Leben weiter lebendig halten können. Wir fragen uns: Wie können wir das Hilfreiche, das wir auf dem bisherigen Weg mit der Achtsamkeitspraxis erfahren haben, im Alltag stärken und festigen?

Dazu ist es wichtig, dass jeder für sich selbst herausfindet, welche Übung in welcher Form zu ihm passt und wie es realistisch ist, die Praxis in den Alltag zu integrieren. Es macht nicht viel Sinn, sich hohe Ziele zu stecken, die Sie dann doch nicht erreichen, wie z. B. »Ich werde jeden Tag morgens eine Stunde eher aufstehen und meditieren.« Wenn Sie Ihren Tag um 7.00 Uhr beginnen und dann schon um 5.00 Uhr aufstehen müssten anstatt um 6.00 Uhr, brauchen Sie schon eine sehr hohe Motivation, um dies wirklich durchzuhalten. Dann ist es besser, sich ein kleineres, aber dafür realistisches Ziel zu setzen, das Sie auch erreichen können.

Ebenso wenig hilfreich ist es, wenn Sie Ihr Ziel zu niedrig ansetzen, wie z. B. »Ich werde jeden Tag fünf Minuten meditieren.« Hierin liegt keine Herausforderung, dieses Ziel wird Sie nicht anspornen. Deshalb ist es gut, den Mittelweg zu finden: ein realistisches Ziel, welches Sie genügend herausfordert und eine gewisse Form von Motivation in Ihnen stärkt und nährt. Vor diesem Hintergrund werden die Teilnehmenden in der achten Kurseinheit angehalten, sich ihre eigene, ganz individuelle Übungsstruktur zu erschaffen – so wie sie im Moment passt und machbar ist. Hierzu ein paar Anregungen.

Unterstützungsmöglichkeiten, um weiterzuüben und die Haltung der Achtsamkeit lebendig zu halten

- Suchen Sie sich eine Meditationsgruppe.
- Tauschen Sie sich mit Gleichgesinnten über Ihre Erfahrungen aus.
- Üben Sie regelmäßig mit einer Freundin oder einer Mitstreiterin aus dem Kurs.
- Lesen Sie Texte oder Geschichten, welche Sie wieder mit der Weisheit Ihres Herzens in Kontakt bringen und Ihnen helfen, die Perspektive auf die Probleme in Ihrem Leben zu wechseln.
- Vielleicht möchten Sie sich langfristig einen Meditationslehrer oder eine Meditationslehrerin suchen, mit dem oder der Sie die Erfahrungen mit der Übungspraxis qualifiziert besprechen können.
- Besuchen Sie ein mehrtägiges Meditationsseminar. Adressen von Meditationszentren finden Sie im Anhang.

EINIGE TEILNEHMERSTIMMEN ZU DEN ERFAHRUNGEN MIT UND NACH DEM KURS

- »Jedenfalls empfinde ich den Kurs neben der Psychotherapie als das Beste, was ich für mich getan habe, um mich, die Krankheit und das Leben so anzunehmen, wie es tatsächlich ist – was schwierig bleibt, aber wohl der einzige Weg ist.«
- »Nicht immer gefällt mir, was ich jetzt sehe, aber ich habe das Gefühl, dass ich lebe und Einfluss nehmen kann. Ich bin sehr froh darüber.«
- »Ich weiß jetzt, dass meine schlechten Stimmungen tatsächlich nur vorübergehend sind und das macht mir Mut.«
- »Die Übungen des Kurses gehören heute genauso selbstverständlich wie Essen und Schlafen zu meinem Tag und geben mir einen Raum des Nachhause-Kommens.«
- »Ich habe mit dem Handwerkszeug aus dem Kurs eine Möglichkeit, mich selbst in kritischen Momenten zu stabilisieren.«
- »Ich versuche heute, freundlich auf meine gegenwärtigen Erfahrungen zu schauen. Das ist nicht immer einfach, aber über die Zeit hilft es mir, die Dinge leichter anzunehmen, wie sie sind.«

Rückblick und Ausblick

Wir schauen am Ende des Kurses noch einmal zurück auf den Weg, den wir gemeinsam gegangen sind, und die Erfahrungen, die wir gemacht haben. Und wir anerkennen auch, was jeder Einzelne investiert hat, an Zeit, Geld, Energie und Motivation.

Nicht selten berichten Teilnehmer in der Abschlussrunde darüber, dass sie Erfahrungen gemacht haben, die weit über das hinausgingen, was sie sich zu Beginn des Kurses vorgestellt hatten. Manche teilen auch mit, dass sich Aspekte ihres Lebens verändert haben, die sie vorher gar nicht im Blick hatten und dass Achtsamkeit für sie zu einer Lebenseinstellung geworden ist, die sie unbedingt weiter kultivieren möchten.

Fazit

Achtsamkeit ist eine Lebenshaltung. Sie ist keine Kurzzeittherapie, mit der man schnelle Erfolge erzielen oder das, was falsch läuft, einfach ausradieren kann. Je mehr Sie die formale Achtsamkeitspraxis in Ihr Leben integrieren können, sodass die Übungen so normal zu Ihrem Alltag gehören wie das Zähneputzen oder Duschen, desto wahrscheinlicher ist es, dass sich die positiven Veränderungen in Ihrem Leben fortsetzen.

Sie erlernen durch die Achtsamkeit eine neue Art, im Leben zu sein, die von einer Haltung der Freundlichkeit, Offenheit und Neugier bestimmt wird. Dadurch können Sie in Kontakt kommen mit einer inneren Quelle, die es Ihnen ermöglicht, neue Wege zu gehen und neue Lösungen für Ihre Probleme zu finden. Lösungen, die mehr von Akzeptanz und Mitgefühl geprägt sind als von Ablehnung, Kampf oder Flucht.

Ich hoffe, dass Sie beim Lesen dieses Buches Anregungen für sich gefunden haben, diesen neuen Weg auszuprobieren. Wenn Sie dies getan haben oder noch tun werden, dann haben Sie einen Samen in sich gepflanzt, und ich wünsche Ihnen, dass Sie Wege und Möglichkeiten finden, diesen Samen in sich zu nähren und zu pflegen, sodass er im Stillen wächst, zur Knospe wird und eines Tages dann zur Blüte kommt. Und ich wünsche Ihnen und uns allen zu guter Letzt, dass wir die Geduld aufbringen, den Weg der inneren Befreiung durch Achtsamkeit und Mitgefühl weiterzugehen – auch oder besonders in Zeiten, in denen wir uns der Samen und Keime in uns nicht bewusst sind. Im Vertrauen darauf, dass sie eines Tages, wenn sie erblühen, die Welt zu einem besseren Ort machen werden.

Die Knospe
steht für alles,
selbst für jene Dinge, die nicht blühen,
denn alles blüht, aus sich selbst, aus innerer Segnung,
obwohl es manchmal nötig ist,
ein Ding nochmals seine Schönheit zu lehren,
einer Blume
die Hand auf die Stirn zu legen,
ihr mit Worten und Berührungen zu sagen,
wie schön sie ist,
bis sie wieder aus sich selbst blüht, aus innerer Segnung.

GALWAY KINNELL (AUSZUG AUS DEM GEDICHT »ST. FRANCIS AND THE SOW«, 1980)

Anhang

Weiterführende Informationen zu MBCT

Wie finde ich eine qualifizierte MBCT-Lehrerin/Therapeutin?

Wenn Sie sich dafür interessieren, an einem MBCT-Kurs teilzunehmen, dann finden Sie eine nach Postleitzahlen geordnete Liste ausgebildeter MBCT-Lehrerinnen und -Lehrer auf der Internetseite des Instituts für Achtsamkeit und Stressbewältigung oder auf der Internetseite des MBSR-MBCT-Verbandes.
www.institut-fuer-achtsamkeit.de
www.mbsr-mbct-verband.org

Wer übernimmt die Kosten für einen MBCT-Kurs?

Zurzeit ist die Kostenübernahme für einen MBCT-Kurs noch uneinheitlich geregelt, in den meisten Fällen zahlen die Teilnehmenden die Kursgebühr selbst. Es ist aber auch möglich, in Einzelfallentscheidungen einen Teil der Kosten oder den gesamten Kurs über die Krankenkasse erstattet zu bekommen. Dies können Sie bei Ihrer Kasse erfragen. Wenn Sie sich für einen Kurs interessieren, klären Sie das am besten mit Ihrem Kursleiter.

Wissenschaftliche Evaluation von MBCT

Einen ausführlichen Überblick über die wissenschaftlichen Studien zu MBCT finden Sie auf der Internetseite des MBSR-MBCT-Verbandes sowie auf der Website des Oxford Mindfulness-Center (s. u.).

Ab Seite 153 finden Sie die Angaben zu den zitierten Studien aus der Gehirnforschung zu Achtsamkeitspraxis und Meditation.

Verzeichnis der Übungen

Quellenverzeichnis

Berry, Wendell (1999). »I go among trees«. In: *A Timbered Choir: The Sabbath Poems 1979–1997*. Counterpoint

Chödrön, Pema (2013). *Meditieren. Freundschaft schließen mit sich selbst*. Kösel

De Mello, Anthony (2013). *Gib deiner Seele Zeit*. Herder

Hell, Daniel (2006). *Welchen Sinn macht Depression? Ein integrativer Ansatz*. Rowohlt

Hüther, Gerald (2011). *Die Macht der inneren Bilder. Wie Visionen das Gehirn, den Menschen und die Welt verändern*. Vandenhoek und Ruprecht

Kabat-Zinn, Jon (2010). *Im Alltag Ruhe finden*. Herder Spektrum

Kinnell, Galway (1980). »St. Francis and the Sow.« *Moral Acts, Moral Worlds*. Mariner Books

Segal, Z.V.; Williams, J.M.G.; Teasdale, J.D. (2012, 2nd edition). *Mindfulness-Based Cognitive Therapy for Depression*. The Guilford Press

Segal, Z.V.; Williams, J.M.G.; Teasdale, J.D. (2008). *Die Achtsamkeitsbasierte Kognitive Therapie der Depression. Ein neuer Ansatz zur Rückfallprävention*. Dgvt-Verlag

Silverton, Sarah (2012). *Das Praxisbuch der Achtsamkeit. Wirksame Selbsthilfe bei Stress*. Kösel

Welwood, John (2010). *Psychotherapie und Buddhismus. Der Weg persönlicher und spiritueller Transformation*. Arbor

Quellenverzeichnis: Vorkommen und Verbreitung von Depressionen (Kapitel 4)

[1] Wittchen, H.U., Jacobi, F., Klose, M. & Ryl, L. (2010). *Gesundheitsberichterstattung des Bundes, Heft 51. Depressive Erkrankungen*. Robert Koch-Institut

[2] Weltgesundheitsorganisation (WHO) – Regionalbüro für Europa (2012). *Depressionen in Europa*. URL: http://www.euro.who.int/de/what-we-do/health-topics/noncommunicable-diseases/mental-health/news/news/2012/10/depression-in-europe. Abgerufen am: 16.08.13

[3] Wittchen, H.U., Nelson, B. & Lachner, G. (1998). Prevalence of mental disorders and psychosocial impairments in adolescents and young adults. *Psychological Medicine, 28*, 109–126

[4] Kratz, S., Härter, M., Bermejo, I., Berger, M., Schneider, F. & Gaebel, W. (2003). Beratungsanlass und Diagnosestellung bei depressiven Patienten in der hausärztlichen Praxis. *Zeitschrift für ärztliche Fortbildung und Qualität im Gesundheitswesen, 97*, (Suppl. IV), 50–56

[5] Simon, G.E., Von Korff, M., Piccinelli, M., Fullerton, C. & Ormel, J. (1999). An international study of the relation between somatic symptoms and depression. *New England Journal of Medicine, 341*, 1329–1335

[6] Ebel, H. & Beichert, K. (2002). Depressive Störungen bei Patienten der Allgemeinmedizin. *Deutsches Ärzteblatt, 99* (3), 124–130

[7] Wittchen, H.U. & Pittrow, D. (2002). Prevalence, recognition and management of depression in primary care in Germany: the Depression 2000 study. *Human Psychopharmacology, 17* (Suppl. 1), S1-S11

[8] Alonso, J. et al. (2004). Psychotropic drug utilization in Europe: Results from the European Study of the Epidemiology of Mental Disorders (ESEMeD) project. *Acta Psychiatrica Scandinavica, 109* (Suppl. 420), 55–64

[9] Jakobi, F., Höfler, M., Meister, W. & Wittchen, H.U. (2002). Prävalenz, Erkennens- und Verschreibungsverhalten bei depressiven Symptomen. *Nervenarzt, 73*, 651–658

[10] Spießl, H., Hübner-Liebermann, B. & Hajak, G. (2006). Volkskrankheit Depression. Epidemiologie, Versorgungssituation, Diagnostik, Therapie und Prävention. *Deutsche Medizinische Wochenschrift, 131*, 35–40

[11] Knäuper, B. & Wittchen, H.U. (1995). Epidemiologie der Major Depression: Nehmen depressive Erkrankungen zu? *Zeitschrift für Klinische Psychologie, 24* (1), 8–21

[12] Wittchen, H.U. & Uhmann, S. (2010). The Timing of Depression: An Epidemiological Perspective. *Mediographica, 32*, 115–125

[13] Kempermann, U., Henke, M., Sasse, J. & Bauer, M. (2008). Rückfallprophylaxe bei Depression. *Psychiatrie und Psychotherapie up2date, 2*, 73–87

[14] Härter, M. & Bermejo, I. (2005). Rahmenkonzept Integrativer Versorgung Depression der Deutschen Gesellschaft für Psychiatrie und Nervenheilkunde (DGPPN). *Der Nervenarzt, 1*, 68–89

[15] World Health Organization (2001). *The World Health Report 2001. Mental Health. New Understanding. New Hope*. Geneva: WHO

[16] Salize, H.J., Stamm, K., Schubert, M. et al. (2004). Behandlungskosten von Patienten mit Depressionsdiagnose in haus- und fachärztlicher Versorgung in Deutschland. *Psychiatrische Praxis, 31*, 147–156

[17] Friemel, S., Bernert, S., Angermeyer, M.C. & König, H.H. (2005). Die direkten Kosten von depressiven Erkrankungen in Deutschland. *Psychiatrische Praxis, 32*, 113–121

[18] Carl, G. (2001). Depression und Suizidalität: Krankheit zwischen Erkennungsdefizit und Undertreatment. *NeuroTransmitter, 12*, 55–57

[19] Bauer, V., Bungard, S., Hertle, D., Kliner, K., Tewes, C. & Trümmer, A. (2012). *BKK Gesundheitsreport 2012. Gesundheit fördern – Krankheit versorgen – mit Krankheit leben*. Essen: BKK Bundesverband

Studien zur Hirnforschung in Bezug auf Achtsamkeit und Meditation

Chambers, R., Gullone, E. & Allen, N.B. (2009). Mindful emotion regulation: An integrative review. *Clinical Psychology Review, 29*, 560–572

Davidson, R.J., Kabat-Zinn, J., Schumacher, J., Rosenkranz, M., Muller, D., Santorelli, S.F., Urbanowski, F., Harrington, A., Bonus, K. & Sheridan, J.F. (2003). Alterations in brain and immune function produced by mindfulness meditation. *Psychosomatic Medicine, 65*, 564–570

Gard, T., Hölzel, B.K., Sack, A.T., Hempel, H., Lazar, S.W., Vaitl, D. & Ott, U. (2012). Pain attenuation through mindfulness is associated with decreased cognitive control and increased sensory processing in the brain. *Cerebral Cortex*, 22(11), 2692–2702

Hölzel, B.K., Carmody, J., Evans, K.C., Hoge, E.A., Dusek, J.A., Morgan, L., Pitman, R.K. & Lazar, S.W. (2010). Stress reduction correlates with structural changes in the amygdala. *Social Cognitive and Affective Neuroscience, 5*, 11–17

Hölzel, B.K., Carmody, J., Vangel, M., Congleton, C., Yerramsetti, S.M., Gard, T. & Lazar, S.W. (2011a). Mindfulness practice leads to increases in regional brain gray matter density. *Psychiatry Research, 191*, 36–43

Hölzel, B.K., Lazar, S.W., Gard, T., Schuman-Olivier, V. & Ott, U. (2011b). How does mindfulness work? Proposing mechanisms of action from a conceptual and neural perspective. *Perspectives on Psychological Science, 6*, 537–559

Luders, E., Toga, A.W., Lepore, N. & Gaser, C. (2009). The underlying anatomical correlates of long-term meditation: larger hippocampal and frontal volumes of gray matter. *NeuroImage, 45*, 672–678

Lutz, A., Brefczynski-Lewis, J., Johnstone, T. & Davidson, R.J. (2008). Regulation of the neural circuitry of emotion by compassion meditation: effects of meditative expertise. *PLoS ONE, 3*(3). Published online

Mingyur Rinpoche, Y. (2009). *Heitere Weisheit: Wandel annehmen und innere Freiheit finden.* Arkana

Vestergaard-Poulsen, P., van Beek, M., Skewes, J., Bjarkam, C.R., Stubberup, M., Bertelsen, J. & Roepstorff, A. (2009). Long-term meditation is associated with increased gray matter density in the brain stem. *NeuroReport, 20,* 170–174

Weiterführende Bücher und CDs

Zum Thema MBCT

Crane, R. (2011). *Achtsamkeitsbasierte Kognitive Therapie. Die theoretischen und praktischen Grundzüge der Mindfulness-Based Cognitive Therapy – MBCT.* Arbor

Michalak, J.; Heidenreich, Th.; Williams, J.M.G. (2012). *Achtsamkeit. Fortschritte der Psychotherapie.* Beltz

Williams, J.M.G.; Teasdale, J.D.; Segal, Z.V.; Kabat-Zinn, J. (2009). *Der achtsame Weg durch die Depression.* Arbor

Williams, J.M.G; Penman, D. (2011). *Meditation im Alltag. Gelassenheit finden in einer hektischen Welt.* Arkana

Segal, Z.V.; Williams, J.M.G.; Teasdale, J.D. (2008). *Die Achtsamkeitsbasierte Kognitive Therapie der Depression: Ein neuer Ansatz zur Rückfallprävention.* dgvt Verlag

Zum Thema Mitgefühl

Germer, C. (2010). *Der achtsame Weg zur Selbstliebe. Wie man sich aus destruktiven Gedanken und Gefühlen befreit.* Arbor

Gilbert, P. (2011). *Mitgefühl.* Arbor

Neff, K. (2012). *Selbstmitgefühl. Wie wir uns mit unseren Schwächen versöhnen und uns selbst der beste Freund werden.* Kailash

van den Brink, E.; Koster, F. (2013). *Mitfühlend leben: Mit Selbstmitgefühl und Achtsamkeit die seelische Gesundheit stärken. Mindfulness-based Compassionate Living.* Kösel

Zum Thema MBSR

Kabat-Zinn, J. (2001). *Gesund durch Meditation.* O.W. Barth-Verlag

Lehrhaupt, L.; Meibert, P. (2010). *Stress bewältigen mit Achtsamkeit. Zu innerer Ruhe kommen durch MBSR.* Kösel

Maex, E. (2008). *Mindfulness: Der Achtsame Weg durch die Turbulenzen des Lebens.* Arbor

Santorelli, S. (1999). *Zerbrochen und doch ganz. Die heilende Kraft der Achtsamkeit.* Arbor

Zum Thema Achtsamkeit und Meditation

Allmen, F. v. (2000). *Die Freiheit entdecken: Grundlagen buddhistischer Einsichtsmeditation für den Westen.* Arbor

Brach, T. (2013). *Mit dem Herzen eines Buddhas. Heilende Wege zu Selbstakzeptanz und Lebensfreude.* O.W. Barth

Chödrön, P. (2013). *Meditation. Freundschaft schließen mit sich selbst.* Kösel

Chödrön, P. (2001). *Wenn alles zusammenbricht.* Arkana Goldmann

Kabat-Zinn, J. (2006). *Im Alltag Ruhe finden.* Herder Spektrum

Kabat-Zinn, J. (2006). *Zur Besinnung kommen.* Arbor

Kabat-Zinn, M. und J. (2006). *Mit Kindern wachsen: Die Praxis der Achtsamkeit in der Familie.* Arbor

Kersig, S. (2009). *Entspannt und klar.* Goldmann Arkana

Kersig, S. (2014). *Im Dialog mit dem Körper. Wie Sie mit Achtsamkeit Krankheitssymptome entschlüsseln und heilen.* Kösel

Kornfield, J. (2008). *Das weise Herz: Die universellen Prinzipien buddhistischer Psychologie.* Arkana

Kornfield, J.; Goldstein, J. (2006). *Einsicht durch Meditation.* Arbor

Mannschatz, M. (2011). *Mit Buddha zu innerer Balance. Wie Sie aus der Achterbahn der Gefühle aussteigen.* GU

Mannschatz, M. (2010). *Buddhas Anleitung zum Glücklichsein: Fünf Weisheiten, die Ihren Alltag verändern.* dtv

Salzberg, S. (2003). *Metta Meditation. Buddhas revolutionärer Weg zum Glück. Geborgen im Sein.* Arbor

Salzberg, S. (1999). *Ein Herz so weit wie die Welt.* Arbor

Silverton, S. (2012). *Das Praxisbuch der Achtsamkeit. Wirksame Selbsthilfe bei Stress.* Kösel

Steiner, M. (2009). *Tiefe Stille, weiter Raum. Schweige-Impulse für jeden Tag.* Kösel

Thich Nhat Hanh (2008). *Das Wunder der Achtsamkeit. Einführung in die Meditation.* Theseus

Wilker, J. (2009). *Das Einmaleins der Achtsamkeit: Vom täglichen Umgang mit alltäglichen Gefühlen.* Theseus

Zum Thema Achtsame Körperarbeit

Boccio, J. (2006). *Achtsamkeits-Yoga.* Arbor

Lehrhaupt, L. (2007). *Stille in Bewegung.* Theseus

Zum Thema Achtsamkeit in der Psychotherapie

Anderssen-Reuster, U.; Meibert, P.; Meck, S. (Hrsg.) (2013). *Psychotherapie und buddhistisches Geistestraining. Methoden einer achtsamen Bewusstseinskultur.* Schattauer

Anderssen-Reuster, U. (Hrsg.) (2007). *Achtsamkeit in Psychotherapie und Psychosomatik. Haltung und Methode.* Schattauer

Anderssen-Reuster, U. (2013). *Achtsamkeit. Das Praxisbuch für mehr Gelassenheit und Mitgefühl.* Trias

Brantley, J. (2006). *Der Angst den Schrecken nehmen. Achtsamkeit als Weg zur Befreiung von Ängsten.* Arbor

Germer, C.; Siegel, R.; Fulton, P. (2009). *Achtsamkeit in der Psychotherapie.* Arbor

Heidenreich, T.; Michalak, J. (Hrsg.) (2004). *Achtsamkeit und Akzeptanz in der Psychotherapie. Ein Handbuch.* dgvt-Verlag

Huppertz, M. (2009). *Achtsamkeit. Befreiung zur Gegenwart. Achtsamkeit, Spiritualität und Vernunft in Psychotherapie und Lebenskunst.* Junfermann

Reddemann, L. (Hrsg.) (2011). *Kontexte von Achtsamkeit in der Psychotherapie.* Kohlhammer

CDs

Kabat-Zinn, J.; Kesper-Grossman, U. (2009). *Die heilende Kraft der Achtsamkeit.* Arbor

Kornfield, J. (2007). *Meditation für Anfänger.* Goldmann Arkana

Lehrhaupt, L.; Meibert, P.; Krudup, K. (2013). *Stress bewältigen mit Achtsamkeit. MBSR- und Achtsamkeitsübungen für jeden Tag.* Kösel

Michalak, J.; Heidenreich, T.; Williams, J.M.G. (2012). *Achtsamkeitsübungen für die klinische Praxis und den Alltag.* Gesprochen von Petra Meibert. Hogrefe Verlag

Thich Nhat Hanh; Nguyen, A.-H. (2008). *Geh-Meditation.* Goldmann Arkana Verlag (DVD)

Hilfreiche Adressen und Internetseiten

Berufsverbände

MBSR-MBCT-Verband
Berufsverband der MBSR/MBCT-LehrerInnen
c/o Günter Hudasch
Muthesiusstraße 6
12163 Berlin
Tel: 030–79701104
E-Mail: kontakt@mbsr-mbct-verband.org
www.mbsr-mbct-verband.org

MBSR-Verband Schweiz
Berufsverband für MBSR und MBCT
E-Mail: info@mbsr-verband.ch
www.mbsr-verband.ch

MBSR-MBCT-Verband Österreich
Stressbewältigung durch Achtsamkeit und daraus entwickelte Verfahren
E-Mail: info@mbsr-verband.at
www.mbsr-verband.at

Forschungsinstitute

MBCT

Oxford Mindfulness Centre
University of Oxford Dept. of Psychiatry
Warneford Hospital, Oxford OX3 7JX – UK
www.mbct.co.uk
www.oxfordmindfulness.org
Zentrum, an dem unter der Leitung von Prof. Dr. Mark Williams MBCT-Kurse und -Trainings angeboten werden.

Centre for Mindfulness Research and Practice
School of Psychology – Bangor University
Bangor LL57 1UT
E-Mail: mindfulness@bangor.ac.uk
www.bangor.ac.uk

Dr. Stefan Schmidt
Forschungsschwerpunkte: Meditation, Achtsamkeit und Neurophysiologie
Institut für Umweltmedizin und Krankenhaushygiene
Universitätsklinikum Freiburg
Breisacherstraße 115b
79106 Freiburg
Tel.: 0761–270-8305
E-Mail: schmidt@uniklinik-freiburg.de
www.medmed.uniklinik-freiburg.de

MBSR

Center for Mindfulness in Medicine, Health Care, and Society
University of Massachusetts Medical School
55 Lake Avenue North
Worcester, MA. 01655
Phone: 508–856-2656
E-Mail: mindfulness@umassmed.edu
http://www.umassmed.edu/cfm
Zentrum, gegründet von Prof. Dr. Jon Kabat-Zinn, an dem das MBSR-Programm seinen Ursprung hat und wo es seit 1979 unterrichtet wird.

MBCT-Ausbildungsinstitut im deutschsprachigen Raum

Institut für Achtsamkeit und Stressbewältigung
Kirchstr. 37
50 181 Bedburg
Tel: 0172–2 186 681
E-Mail: MBSR2002@aol.com
www.institut-fuer-achtsamkeit.de
Das Institut bietet MBSR- und MBCT-Ausbildungen auch in der Schweiz und Österreich an.

MBSR-Ausbildungsinstitute

Die Adressen erhalten Sie beim MBSR-Verband.

Meditationszentren

Deutschland

Benediktushof
Klosterstraße 10
97 292 Holzkirchen/Unterfranken
Tel: 09 369–9838–00 Fax: 09 369–9838–38
E-Mail: info@benediktushof-holzkirchen.de
www.benediktushof-holzkirchen.de

Haus der Stille
Mühlenweg 20
21 514 Roseburg
Tel & Fax: 04 158–214
E-Mail: info@hausderstille.org
www.hausderstille.org

Seminarhaus Engl
Engl 1
84 339 Unterdietfurt
Tel: 08 728–616 Fax: 08 728–412
E-Mail: info@seminarhaus-engl.de
www.seminarhaus-engl.de

Waldhaus am Laacher See
Heimschule 1
56 645 Nickenich
Tel: 02 636–3344
Fax: 02 636–2259
E-Mail: budwest@t-online.de
www.Buddhismus-im-Westen.de

Schweiz

Felsentor
Romiti/Rigi
6354 Vitznau
Tel: 0041–41-3 971 776
Fax: 0041–41 397-1778
E-Mail: info@felsentor.ch
www.felsentor.ch

Lassalle-Haus
Bad Schönbrunn
6313 Edlibach
Tel: +41 (0)41 757 14 14
Fax: +41 (0)41 757 14 13
E-Mail: info@lassalle-haus.org
www.lassalle-haus.org

Meditationszentrum Beatenberg
Waldegg
3803 Beatenberg
Tel: 0041–338 412 131
E-Mail: info@karuna.ch
www.karuna.ch

Österreich

Buddhistisches Zentrum Scheibbs
Ginselberg 12
3270 Scheibbs/Neustift
Tel: +43 / 07 482 424 12
E-Mail: scheibbs@gmx.at
www.bzs.at

Die Autorin

Petra Meibert, geboren 1959, ist Dipl.-Psychologin, Heilpraktikerin und stellvertretende Leiterin des Instituts für Achtsamkeit und Stressbewältigung (IAS), wo sie als Dozentin und Supervisorin tätig ist. Sie hat ihre MBSR-Ausbildung am IAS absolviert und Fortbildungen bei Jon Kabat-Zinn, Saki Santorelli und Florence Meleo-Meyer besucht. Zu MBCT hat sie sich bei Mark Williams und Ferris Urbanowski fortgebildet. Sie hat umfangreiche Erfahrung mit MBCT-Kursen und bildet TherapeutInnen in dieser Methode aus. Sie ist auf der Basis eines breiten Aus- und Fortbildungsspektrums in humanistischen Körper-Psychotherapie-Verfahren seit 1990 in freier Praxis tätig. Seit 2003 unterrichtet sie MBSR-Kurse und Fortbildungen zu MBSR/MBCT und war und ist an Forschungsprojekten zu MBCT im Rahmen der Depressionsbehandlung an der Ruhr-Universität Bochum und der Universität Hildesheim beteiligt. Sie promoviert zu MBCT und Angststörungen.

Sie praktiziert seit 1990 verschiedene Formen der Achtsamkeitsmeditation mit Lehrern aus verschiedenen Traditionen. Bei Tarab Tulku Rinpoche hat sie mehrere Jahre buddhistische Psychologie und Philosophie studiert. Mitautorin der Bücher *Achtsamkeit und Akzeptanz in der Psychotherapie* sowie *Achtsamkeit in Psychotherapie und Psychosomatik*, Mitherausgeberin von *Psychotherapie und buddhistisches Geistestraining* sowie Mitautorin von *Stress bewältigen mit Achtsamkeit: Zu innerer Ruhe kommen durch MBSR*.

Das Institut für Achtsamkeit und Stressbewältigung

Das IAS ist ein Fort- und Weiterbildungsinstitut, das 2001 von Dr. Linda Lehrhaupt gegründet wurde. Seit 2008 ist Petra Meibert stellvertretende Institutsleiterin. Es bietet u. a. folgende Veranstaltungen an:

- Weiterbildung zum Kursleiter für Achtsamkeitsbasierte Kognitive Therapie (MBCT)
- Weiterbildung zum Kursleiter für Stressbewältigung durch Achtsamkeit (MBSR)
- Fortbildung zur Integration der Achtsamkeitsmeditation in Psychotherapie, Psychiatrie und Psychosomatik
- Achtsamkeitstraining als Fortbildung im Gesundheitswesen sowie in pädagogischen und sozialen Berufen
- Retreats zur Vertiefung der Achtsamkeitsmeditation
- Verschiedene Weiterbildungsangebote für ausgebildete MBSR- und MBCT-LehrerInnen